JN245846

マイナスから始める

性感染症診療

谷崎隆太郎

市立伊勢総合病院 内科・総合診療科

中外医学社

本書は感染症総合誌『J-IDEO』にて 2021 年 5 月〜 2025 年 5 月まで連載されたものを書籍化したものです（全 24 回）．なお，書籍化にあたって一部加筆・修正を行っております．一部コラムは本書書き下ろしです．

はじめに

　子どもの頃，自分がどのようにして生まれてきたのか母に尋ねたときの答えは，「家の前の川に流れてきた」であった．しばらくして，年の離れた妹が生まれたが，妹がどこから来たのか尋ねたときの答えはたしか「大きな鳥が連れてきた」か「神様が連れてきた」であった．当時は，がんの診断ですら患者に隠して治療する時代である．生殖に関することを具体的に子どもに教えるなど，一般的ではなかったのであろう．思春期以降に至っては，性に関する疑問を，大人に気軽に質問できるような環境など，少なくとも私の周りには存在しなかった．実際，私のなかにある義務教育で教えられた性の知識は断片的で，かつ現実味がなく，教える側の大人たちも何かに遠慮しているような，歯切れの悪い授業だったという記憶がなんとなく残っている．

　性感染症の多くは，「性風俗店勤務のようなけしからん仕事をしている人」や，「性欲が強くて誰かれ構わず関係を持つだらしのない人」，「男性同性愛などの異常な嗜好の人」の話だと思っている医師はいないと信じたいが，これらはすべて，差別と偏見にまみれた認知の歪みからくる誤った思考である．同様に，個人の性指向や性嗜好を「そういう趣味の人たち」と一括りに表現するのも不遜な思考停止である．性感染症診療をする上で大切なことは，実は他の患者を診るときとそう変わらない．性交渉歴はたしかにプライベートな情報だが，たとえば既往歴や内服歴だって，患者にとっては特別なプライベートな情報である．もしあなたが，目の前の患者が性感染症かもしれないと思った瞬間に身構えるのならば，足りないのは経験ではなく知識である．いや，もしかしたら知識が足りないだけでなく，誤った知識のせいでマイナスの状態かもしれない．かつての私自身がそうだったように……．そんな私が性感染症の患者と関わるうちに，自分自身に潜むマイナス部分をいやが応でも意識させられたこともあり，改めて学び直していたところ，J-IDEO 誌での連載の話をいただいた．その内容をまとめたのが本書である．

　本書は，性感染症診療に必要な知識だけでなく，日本人の性の実態や日本および世界における性教育の実際なども盛り込んでおり，知識ゼロからでも知識マイナス

からでも読みやすいこと，何より，少しでもためになったと思ってもらえることを心がけた．執筆中はまさに締め切りとの戦いだったが，黒子に徹して暖かく見守ってくれた中外医学社の佐渡さんには心から感謝申し上げたい．

　本書が，読者の皆様の日々の診療の一助となるだけでなく，新たな世界が開けるきっかけとなれば，なお幸いである．

　2025年3月
　校了の目処がついて，ほっと一息つきながらウイスキーに手を伸ばす自宅にて

谷崎 隆太郎

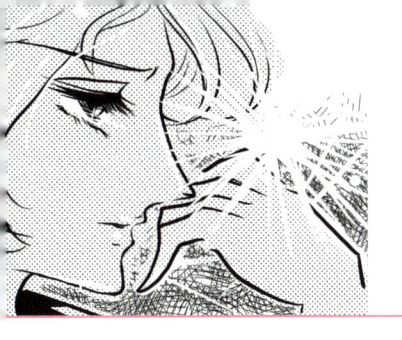

CONTENTS

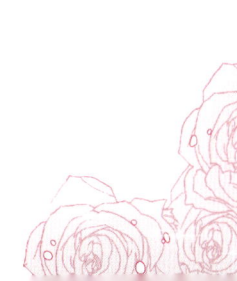

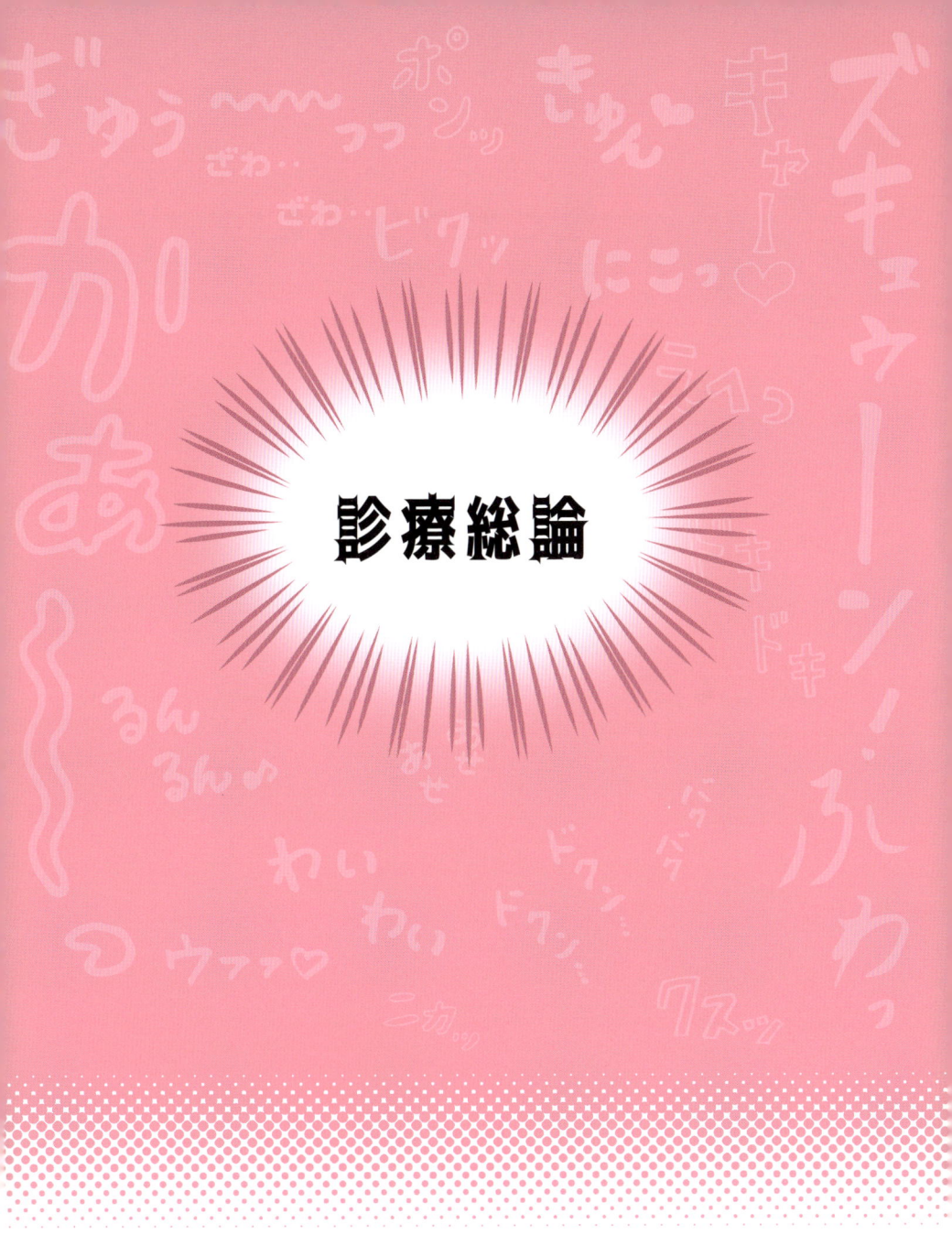

診療総論

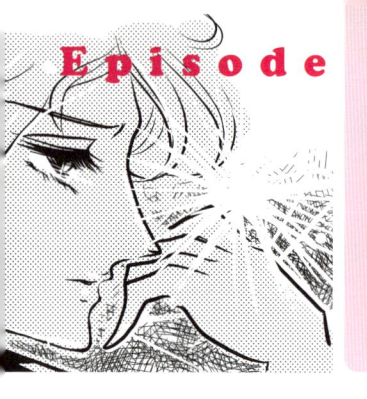

Episode 1

性とセックスと性感染症

私が感染症のトレーニングを積んだ東京都新宿区は，性感染症の患者が非常に多いことで有名である．当時は，外来に出るたびに毎週のように新規 HIV 感染症や梅毒を診断していたことが思い出される．そんな私が地元の三重県に戻ってからは，性感染症を診療する機会は激減した．人がセックスをする限り，性感染症はどこでも発生しうるはずなのに，この診療機会の減少はなぜなのか……？　まずは，**表1** **表2**[1-3]）をご覧いただきたい．

まずは，見たまんまではあるが，**性感染症は人口の多い都市部に多く発生し，人口の少ない田舎では少ない**のである（※人口の少ない地方のうち，代表的なものを筆者の主観で選ばせていただいた．うちのほうが田舎だぞ！　という意見もあるかと思われるが，どうかご容赦いただきたい）．これをみると，他の都道府県を圧倒する東京都の凄さが目につくかもしれないが，これは必ずしも東京都に居住している人を対象とした数ではなく，単に東京都で診断された人の数をみているという点に注意が必要である．つまり，近隣の県に居住している人が東京都の医療機関で診断されると，東京都の患者数に加えられるため，たとえば埼玉県や千葉県などに住んでいる人が東京都の患者として吸い上げられることもある．ただ，人の出入りがある以上，どこに住んでいるかはあまり問題ではなく，実臨床ではどこで診断されたかがわかれば十分ではある．

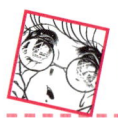 性感染症のトレーニング機会には地域差がある

さて，今度は人口 10 万人あたりの医師数をみていただくと **表1** **表2**[1-3]，都市部と地方でそこまで大きな差はないようにみえる（実際には愛知県と高知県など

表1 主な都市部における性感染症の報告数（2022年）[1,2]と都道府県別の医師数（2022年）[3]

	医師数	梅毒	性器クラミジア	性器ヘルペス	尖圭コンジローマ	淋菌感染症
北海道	254.1	599	50.36	12.95	5.26	14.38
宮城県	256.3	124	39.13	12.07	9.27	11.40
東京都	324.6	3,692	41.87	12.57	21.43	19.28
愛知県	234.7	768	33.05	11.20	7.18	14.66
大阪府	288.5	1,818	36.59	12.90	8.38	14.08
福岡県	312.1	566	37.70	7.00	4.35	12.92

※梅毒は全報告数，それ以外はすべて定点あたり報告数で表示
※医師数は人口10万人あたり

表2 主な地方における性感染症の報告数（2022年）[1,2]と都道府県別の医師数（2022年）[3]

	医師数	梅毒	性器クラミジア	性器ヘルペス	尖圭コンジローマ	淋菌感染症
秋田県	249.8	35	13.69	5.38	3.31	3.00
山形県	239.6	17	15.50	6.30	2.90	3.70
山梨県	257.8	23	21.67	8.89	2.56	7.33
三重県	241.2	92	12.94	3.00	3.50	5.81
滋賀県	242.2	69	3.75	2.25	2.92	1.00
高知県	335.2	52	7.83	0.00	0.50	1.83

※梅毒は全報告数，それ以外はすべて定点あたり報告数で表示
※医師数は人口10万人あたり

100近く差がある都道府県もあったりするが）．人口あたりの医師数がそう変わらないにもかかわらず田舎では性感染症の患者数が少ないのであれば，そりゃあ地方では一人の医師が性感染症に遭遇する確率も低くなるわけで，そのぶんトレーニングの機会も少なくなるといえる．外部との人の行き来が極端に乏しい地域においては，性感染症が輸入感染症的な様相になるかもしれない．加えて，性器症状をきたした場合には，男性患者であれば泌尿器科，女性患者であれば婦人科，皮膚症状があれば皮膚科，と必ずしも内科を受診しないことから，内科系医師にとって，さらに経験を積みにくい状況も想定される．

　では，そんな確率の低い疾患は勉強しなくてよいかというとそんなことはなく，性感染症ならではの特徴を考慮すると，たとえ可能性が低くとも，タイミングを逃さずに適切に診断・治療すべき疾患である理由がみえてくる．性感染症を治療する

目的は大きく3つ，1つは，現在の患者本人の自覚症状改善のため（本人を守るため），次に患者本人から他者への感染を予防するため（公衆衛生の向上のため），最後に，将来の不妊症や致命的合併症，および妊娠女性から胎児への悪影響を回避するため（未来を守るため）である．

「いやいや，それでも内科外来には性器症状が主訴の患者は滅多に来ませんよ」と言うあなたに知ってほしい事実がある．実は性感染症は，発熱，咽頭痛，皮疹，リンパ節腫脹など内科的な主訴で受診することもしばしば見受けられるのである（これらの症状は，特に急性HIV感染症や梅毒でよくみられる）．一般内科外来でもよくみかけるこれらの主訴に対して性感染症の可能性を想起できなければ，あっさりと見逃してしまうことは容易に想像できる．

以上から，泌尿器科・婦人科・皮膚科だけではなく，診療所や病院の内科外来・総合診療科外来などを担当する医師であっても，性感染症は一度は系統的に学んでおくべき分野だと考えられる．

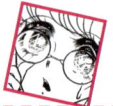 ## セックスについて，性について学ぶ機会はあったのか……？

元を辿れば，人はセックスをする生き物であり，セックスをすれば性感染症のリスクがあるという普遍的な事実を忘れてはいけない．「私はセックスをしない」という人もいるだろう．もちろんそんな人がいてもよい．性に関する価値観は人それぞれであり，他人がとやかく言うものではない．性指向や性嗜好（いわゆる性癖）[コラム参照] についてもそうである．皆が想像する男女の陰茎-腟のセックスが「よくある」セックスではあるが，このセックスを「正しい」セックスとか「普通の」セックスとか，そういう価値観で考えるのはやめておいたほうがよい．なぜなら，男性同士，女性同士でセックスすることもあるし，男性間でも男女間でも肛門性交（アナルセックス）をすることもあるからだ（何なら挿入しないセックスも，ある）．

自身の知識・経験の不足から，「そんなセックスをするなんて考えられない」と忌避する人もいるかもしれない．人は，自分の理解を超えたものに遭遇したときには，もっと理解しようと謙虚に時間やエネルギーを注ぐこともあれば，思考停止して否定したり，果ては攻撃に転じることもある（無関心，という人もいるだろう）．もちろん，ここも個人の価値観なので，思考停止は悪だから，と頭ごなしに理解を促す

つもりはない．ただし，医師がそれをやってしまうと，陰茎-肛門のセックスで感染した淋菌性直腸炎も，肛門-口のセックスやリミング（肛門を舐める行為）で感染した赤痢アメーバ症も，男性間のセックスで感染した HIV 感染症も見逃してしまうリスクが高くなる（2024 年，日本における性的接触による新規 HIV 感染者の約 80%が同性間での感染である[4]）．

性感染症診療は，とりあえずの治療で症状さえ改善すれば終わり，というものではなく，心理・社会面への配慮や，性的マイノリティへの理解，今後の再発予防教育など，性に関する幅広い見識を要する．にもかかわらず，私たち医師を含むほとんどの日本人が正しい性の知識に関する教育を受けていない．さらに，医師になる過程でも性や性感染症について勉強する機会が乏しいのが現状である．そのため，「無知や無関心から生じた性感染症に罹患した人に対する偏見」がいまだ根強いと感じる場面にも，しばしば遭遇する．

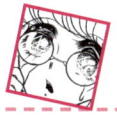

性感染症を見逃さないためには

さて，話を戻そう．性感染症はさまざまな症状を呈する．特に性器外症状で受診した場合，性感染症を想起できなければそれを診断することは困難である．まずは，すべての主訴において性感染症の可能性を検討すること，患者の見た目や自分の経験だけで安易に性感染症を否定しないことである．見えないものを見ようとしなければ，存在しないのと同義であり，**性感染症らしからぬ患者と誤認された性感染症の患者**が自分の目の前を通り過ぎていっていることにすら気づかないであろう．診療機会に差があっても，いざというときのために知識を備えておくことが，私たちプロの臨床医の取るべき姿勢であることは言うまでもない．

今回の Episode を読んで，「すでに知っている内容ばかりだ」という人は，きっと性と性感染症についてしっかりとした知識を持ち合わせていることだろう．「勉強を始めたばかりで新鮮だった」という人はゼロから新しい知識が上積みされた喜びを多少なりとも感じてくれたことだろう．「自分の常識と全然違う！　なんだこれは!?」と感じた人は，もしかしたら正しい知識に触れる教育機会に今まで巡り会えなかったのかもしれない．誤った知識・経験を盲信した状態は，ゼロどころかマイ

ナスからのスタートであり，実は，かつての私もそうであった．本書のターゲット
は性感染症の診療機会が少ない医師，これから性感染症を診療する可能性のある医
師，感染症医としてトレーニング中のフェローあたりまでを対象としているが，マ
イナスの知識を払拭し，性と性感染症を学び直そうという気概のある医師にとって
も，本書が役立つことを切に願う．

性指向と性嗜好の違い

　両方とも「せいしこう」と発音するが，性指向は性的指向とも呼ばれ，どんな性を
好きになるか，という観点の言葉である．この場合の性は，相手の性自認によるので，
見た目の肉体の性ではなくこころの性に向いている．性の種類は，細かく分け出すと
キリがないくらい多種多様であるが，性指向は，大きく男性・女性・両性・なしの4
つに分類しておくと理解しやすい．自分は男性だと自認している人の性指向が男性で
あればゲイであり，自分は女性だと自認している人の性指向が女性であればレズビア
ンであり，自分の性にかかわらず性指向が男女両方であれば，バイセクシュアルであ
る．誰にも好意を抱かない場合は，アセクシュアルと呼ばれる．なお，性指向を語る
ときには，自分と相手の性自認についての話であり，肉体の性は問わないこともポイ
ントである．

　一方，性嗜好とは「何に対して性的興奮を感じるか」という観点の言葉である（性
的嗜好とも呼ばれる）．性的興奮を感じなければ，たとえば「性指向が男性だけど性嗜
好は特にない」という状態もありえる．性嗜好が現代の常識的な道徳観念や社会通念
からあまりに逸脱したものは性的倒錯（パラフィリア paraphilia）と呼ばれる．代表
的なものに，フェティシズム（いわゆる○○フェチと呼ばれるもの．人物そのもので
はなく，人体のパーツや衣類などの無機物に向くこともある），サディズム（性的暴力
を与える性嗜好），マゾヒズム（性的暴力を受ける性嗜好），小児性愛 pedophliia など
がある[5]．どこからが苦痛かについても個人の感じ方によるが，臨床的に苦痛を伴う
場合には障害 disorder と認識され，パラフィリア障害と呼ばれる．

　性嗜好は，広く捉えればすべて個人の価値観の範疇とも言えるため，「障害」という

JCOPY 498-02158

言葉を用いることは不適切と感じるかもしれないが，なかには盗撮障害 voyeuristic disorder や露出障害 exhibitionistic disorder といった，軽犯罪法違反や公然わいせつ罪などで逮捕される危険性のあるものも存在する．パラフィリアかパラフィリア障害かについてもさまざまな研究があるが，西洋文化では性を娯楽として捉える傾向があるのに対し，アジア文化では性をタブーとし子孫繁栄のみを目的としたものとして扱う傾向があるため，欧米の研究から得られた知見をアジアの人たちに外挿することはできない点には注意が必要である[6]．

　性指向と性嗜好の違い，おわかりいただけただろうか……？

References

1) NIID 国立感染症研究所．第 3-1 表．報告数，週・性別・都道府県・全全数把握対象疾患別 -2022-．https://view.officeapps.live.com/op/view.aspx?src=https%3A%2F%2Fwww.niid.go.jp%2Fniid%2Fimages%2Fidwr%2Fydata%2F2022%2FSyuukei%2FSyu_03_1.xlsx&wdOrigin=BROWSELINK

2) NIID 国立感染症研究所．第 9-2 表．定点当たり報告数，月報定点把握対象疾患・性別・都道府県・月別　-2022-．https://view.officeapps.live.com/op/view.aspx?src=https%3A%2F%2Fwww.niid.go.jp%2Fniid%2Fimages%2Fidwr%2Fydata%2F2022%2FSyuukei%2FSyu_09_2.xlsx&wdOrigin=BROWSELINK

3) 厚生労働省．都道府県別の医師数（2022 年）．https://www.mhlw.go.jp/toukei/saikin/hw/ishi/22/dl/R04_toukeihyo.pdf

4) API-Net．日本の動向：エイズ動向委員会．四半世紀報告 2024 年［令和 6 年］．https://api-net.jfap.or.jp/status/japan/index.html

5) Beech AR, Miner MH, Thornton D. Paraphilias in the DSM-5. Annu Rev Clin Psychol. 2016；12：383-406.

6) Konrad N, Welke J, Opitz-Welke A. Paraphilias. Curr Opin Psychiatry. 2015；28：440-4.

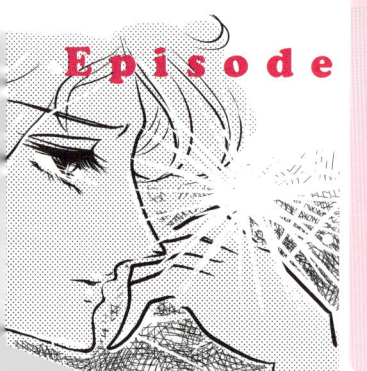

Episode 2

性についてのあなたの感覚との違いは？
Japan Sex Survey 2020 を紐解く

　性感染症はある日突然発症することはなく，必ず性行為を介して感染してから発症する疾患である．「この本を楽しんでくれている読者が本当に読みたいのは性感染症の話なのだろうか……いや，もしかしたらそうではなくて，性感染症以前のセックスの話ではないのだろうか……？」

　自宅で一杯やった後のお風呂場でふとそんなことを思ったため，今回の Episode 2 では日本人のセックスの現状について皆さんと情報共有したいと思う．

　戦後の日本においては「性について語るのはタブー」といった風潮があるが，語らないだけで実際にはいろいろな人がいろいろなところでセックスをしているのである．そんなセックスの現状について我々日本人の特徴を知るために，今回は日本家族計画協会家族計画研究センターが定期的にリサーチしてくれている，Japan Sex Survey（JSS）2020[1]について性感染症の観点から紐解いていこうと思う．

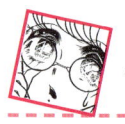 Japan Sex Survey 2020 の概要

　調査対象は全国の 20〜69 歳の男女で，インターネットを介してアンケート依頼メールを各回答者に配信し Web 上で回答してもらう仕組みになっている．JSS 2020 は 2020 年 2 月 21 日〜2 月 24 日の間に 73,563 人に配信し，そこで得られた有効回答数 5,029 人（回答率約 7%）の結果の解析である．

◆セックス経験について

　まずはセックスの経験について，20 代男性の約 60%，30 代男性の約 80% がセックス経験があり，女性では 20 代 74%，30 代 86% と男性のそれを上回る 表1 ．昭

表1 セックス経験について

セックス経験	ある	ない	アナルセックスの経験がある
20代男性	61%	39%	13%
20代女性	74%	26%	17%
30代男性	80%	20%	11%
30代女性	86%	14%	8%
40代男性	90%	10%	16%
40代女性	93%	7%	12%

（Japan Sex Survey 2020 より抜粋して筆者作成）

和の時代にはセックス経験があるほうがないよりもよいといった風潮もあり，「処女を捨てる」，「童貞を捨てる」といった表現が散見されたが，そんなものは個人の自由なので余計なお世話である．別に悪いものでもないので，捨てる必要などない．セックスをしたことで何かが変わる人もいれば，何も変わらない人もいる，それだけのことである．ただし，「セックスをしたことがない」のであれば，性感染症に罹患している可能性はないといえる．

　アナルセックスは性感染症，特にHIV感染症やC型肝炎の感染リスクの高い行為であるが，各年代ともおおよそ1割程度の人が経験している．ただし，男性の回答者が挿入側なのか被挿入側なのかは今回の調査では明らかにされていない．

◆セックス頻度について

　この1年間まったくセックスをしていないのは男性で約40%，女性で約50%である．セックス（オーラルセックス含む）をしなければ性感染症にはならないので，男女ともに半分程度の人はここ1年間以上は性感染症とは無縁の生活を送っているということである．年代別にみると，1年間セックスをしていない割合は，男女ともに20代で約18%，30代で約30%，40代で約36〜46%と年齢が上がるにつれてその割合が増加し，20代と40代ですでに2倍の開きがある．

　セックスの頻度が増えれば性感染症の罹患リスクが増えそうだが，たとえ連日セックスしたとしても，お互いがお互いのみをパートナーとしている限り性感染症の罹患リスクは増加しない．むしろ，1人のパートナーとのセックス回数は少ないが，複数人のパートナーを有するほうが性感染症の罹患リスクは高い[2]．これが，

表2 恋人や結婚相手以外のセックスパートナー

	①いる	★	②いたことはない	③今はいないが以前はいた
20代男性	55%	(32%)	30%	15%
20代女性	45%	(20%)	36%	19%
30代男性	52%	(36%)	27%	21%
30代女性	42%	(9%)	42%	16%
40代男性	43%	(26%)	32%	24%
40代女性	35%	(7%)	52%	13%

★：①のうち，「その相手が2人以上いる」，「出会い系やナンパなどのなりゆきで出会った相手とする」と答えた人の割合.
（Japan Sex Survey 2020 より一部改変して筆者作成）

性交渉歴において総セックス回数ではなくパートナーの人数を聴取する理由である．実際，20〜40代の男女の35〜55%はパートナー以外の相手とセックスした経験があり，パートナー以外の相手はほとんどが特定の1人だが，「特定の相手が2人以上いる」，「出会い系やナンパなどのなりゆきでセックスする」といった性感染症罹患リスクの高いセックスをしている人も一定数存在する **表2**.

◆主な避妊法について

主な避妊法は，「コンドーム」が58.4%（男性66.8%，女性50.4%）と最多で，「腟外射精（外出し）」が19.7%（男性22.9%，女性16.7%），「経口避妊薬」2.7%だった．当然だが，このうちコンドーム以外の方法では性感染症の予防効果はない（腟外射精は避妊効果も高くない）．よって，もし性感染症罹患リスクの高い行動をしている患者と避妊方法を相談する機会があれば，可能な限りコンドームの使用を推奨すべきである．

コンドームには男性用コンドームもあれば，女性用コンドーム，さらにはオーラルセックス用コンドーム，アナルセックス用コンドームなど，その用途ごとに細分化されつつある．2022年4月に米国食品医薬品局 Food and Drug Administration に認可されたアナルセックス用コンドームは99.3%の性感染症予防効果があったと報告されている[3].

JCOPY 498-02158

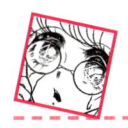

セックスと射精回数の関係

Durex 社の世界セックス頻度調査[4]によると，日本人のセックス回数は平均で年間45回と，調査された国のなかでは最少で，世界平均の103回/年を大きく下回っている（首位はギリシャの138回/年）．別に回数が多いからよいわけではないが，日本ではセックスレス化が進んでいるといわれて久しいのは事実である．では，セックス回数が減っているのであれば男性の射精回数も減っているのだろうか？そんな疑問にまで，今回の JSS 2020 では突っ込んでいる．

セックス回数＝射精回数なのは全体の17〜33%程度であり，セックス回数＜射精回数の人が28〜44%，セックスはしていないが射精はしている人（自慰，夢精，性風俗店利用の合計）が39〜52%と，「セックス＝射精回数」の人たちは少数派という結果であった 表3 ．

セックス以外で射精している人の多くは自慰行為によるものと予想されるが，自慰行為については歴史上，その是非が活発に議論されてきた．現代の視点では，自慰行為は人間の正常な行動の範囲内であり，健全な性的発達の肯定的な側面であるとされる．しかし，かつては精液の喪失は男性の心身を弱めると信じられていたそうで，19世紀の間は自慰行為は罪深く，心身に危険であるという考え方が支配的であった[5]．射精と健康への影響に関するさまざまな研究が報告されてきたが，そのメリットという点では，強いエビデンスは示されていない[6]．ただし，少なくとも明らかなデメリットも証明されていないこと，誰にも迷惑をかけずに性的欲求を解消できることなどからは，推奨することはあってもあえて禁止する根拠はないのである．20〜40代のうちの21回/月以上の射精が前立腺癌のリスク低下と関連してい

表3 セックスと射精の頻度

年齢	S＝E	S＜E	E のみ（S＝0）
20代	24%	36%	40%
30代	18%	30%	52%
40代	17%	44%	39%
50代	27%	35%	39%
60代	33%	28%	39%

S：Sex，E：Ejaculation（射精）

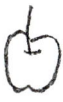

たという研究はあるが[7]，こちらも射精回数は自己申告でありリコールバイアスがあること，前立腺癌はライフスタイルや人種，食生活などその他の因子も影響することなどから，射精回数との相関については今後のさらなる研究が待たれている．

　性感染症はセックスを介して感染する以上，本質を理解するには病気の知識だけでなく，セックス自体について理解を深める必要がある．治療後の患者の性生活についてアドバイスする際に，自身の偏見やバイアスに惑わされないためにもセックスについて学ぶことは重要である．大多数の日本人が，セックス以前の性についてすら学ぶ機会がないまま大人になるなかで，実際に大人になってから学び直した身としては，全国民がセックスについて学ぶ機会が与えられることを切に願う次第である．

　なお，男性の射精についてはいまだに性教育のなかで置いてけぼりにされており，男女とも，射精の正しい知識がないまま自己流で本番に望んでいる現実がある．本書の読者諸氏を含む，射精について学ぶ機会が乏しかった方々には今井 伸先生の『射精道』という書籍を強くオススメする[8]．全体を通して隙のない学びで溢れているが，特に第9章の「女性と射精道―射精道は男子だけのものにあらず」は男女ともに必読である．

Japan Sex Survey 2024 ショートサマリー

　本稿では Japan Sex Survey 2020 についてご紹介したが，執筆中に，Japan Sex Survey 2024 が発表されてしまったため，そちらのショートサマリーもここにご紹介する．詳細は，ぜひ原著を確認していただければ幸いである．

Japan Sex Survey 2024[9]
・調査対象：全国満 18〜69 歳の男女 5,029 サンプル．
・調査期間：2023 年 11 月 14〜17 日．
・調査方法：インターネットリサーチ．
・集計：都道府県比較を行うために，回収されたサンプルを実際の都道府県の人口構

JCOPY 498-02158

成比に合わせて集計し直した.

・回答者の属性：男性 50.2％，女性 49.8％，各年代の割合はほぼ 16.8〜23.1％の間であった.

セックス経験について

若者のなかでセックス経験がない人の割合は上昇傾向で，2024年時点では10〜20代の男性の 51.7％と，実に半数以上がセックス未経験となった. また，10〜20代女性のセックス未経験者の割合も 37.0％と，過去最高を記録した.

セックス頻度について

セックスの回数は，2013年の集計開始から月1回未満の割合がどんどん増加しており，2024年時点では男性で 64.3％，女性で 66.8％に達した.

セックスをする目的について

男女ともに，「愛情を表現するため」「ふれあい（コミュニケーション）のため」という割合は同程度だが，男女差があるのは，「性的な快楽のため（男性 68.5％，女性 24.7％）」「相手に求められるから（男性 6.1％，女性 28.0％）」であった. そのほか，割合は少ないが「相手を征服したいから（男性 3.6％，女性 0.6％）」「義務だから（男性 0.2％，女性 3.4％）」といった，男性が女性を征服したい感情を女性が義務的に処理している，というふうにも解釈できなくもない結果からは，セックスを楽しめていない感じが伝わってくるのは否めない. やはりセックスはお互いが楽しめる形がベストであろう.

性被害について

性被害といえば，イメージ的にも統計的にも被害者は女性に多く，実際に，回答した女性の 45.2％が何らかの性被害（痴漢，露出，不同意性交）を受けていた. 興味深い点として，10〜20代の痴漢被害の経験は，男性が 10.0％と女性の 8.0％を上回っていた.

まとめ

Japan Sex Survey 2024 では，全体的には 10〜20代の若年層において，セックス未経験者の割合，避妊法のうちの経口避妊薬の割合，マッチングアプリの使用経験が多いという結果であった. 性感染症予防の目線でいえば，セックスパートナーは少な

いほうがよいし，相手は不特定ではなく常に特定の相手のほうがよいし，経口避妊薬のみ使用するのではなくコンドームも併用するほうがよいに決まっているが，人それぞれに好みや価値観があり，性感染症予防至上主義を強要することはかえって性感染症対策としては裏目に出ることもある．よりよいセックスライフのため，リスクの減らし方を知っていますか？　という観点で，正しい知識の啓発が引き続き必要なのだと思われる．

References

1) Japan Sex Survey 2020. https://www.jfpa.or.jp/pdf/sexservey2020/JexSexSurvey_all.pdf
2) Workowski KA, Bachmann LH, Chan PA, et al. Sexually transmitted infections treatment guidelines, 2021. MMWR Recomm Rep. 2021；70：1-187.
3) Larkin HD. First condom authorized specifically for anal intercourse. JAMA. 2022；327：1219.
4) The face of Global Sex 2005. https://www.durexnetwork.org/en-gb/research/faceofglobalsex/pages/home.aspx
5) Whorton J. The solitary vice：the superstition that masturbation could cause mental illness. West J Med. 2001；175：66-8.
6) Mascherek A, Reidick MC, Gallinat J, et al. Is ejaculation frequency in men related to general and mental health? Looking back and looking forward. Front Psychol. 2021；12：693121.
7) Rider JR, Wilson KM, Sinnott JA, et al. Ejaculation frequency and risk of prostate cancer：updated results with an additional decade of follow-up. Eur Urol. 2016；70：974-82.
8) 今井 伸. 射精道. 光文社；2022.
9) Japan Sex Survey 2024. https://www.jex-sh.jp/pdf/japan_sex_survey/sexsurvey2024.pdf

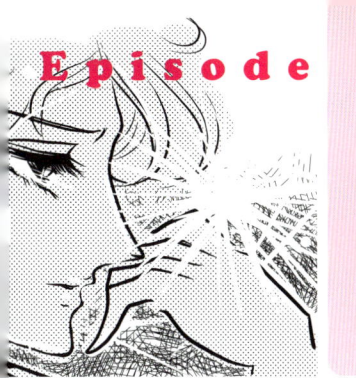

Episode 3

性感染症を疑う症状とは

　言わずもがな，性感染症は性器を介して起こる感染症である．梅毒や性器ヘルペスでは陰部潰瘍を形成し，同部位に存在する病原体への直接接触により感染が伝播する．一方，HIV 感染症や B 型肝炎のように，性器の見た目には異常はないが，病原体が含まれる精液や腟分泌液を介して他者に感染させるものもある．性器症状が必ず出現するのであれば自身が性感染症に罹患したことを自覚しやすいが，そうでなければ無自覚のうちに他者へと感染を広げていってしまうことになる．なにしろ，淋菌感染症，性器クラミジア，性器ヘルペスなど，性器症状を呈する代表的な性感染症でも，感染しても無症状のまま経過することはある[1]．Kenyon ら[2]は，淋菌感染症では男性の 15〜55%，女性の 65〜86% が無症状であり，性器クラミジア感染症では男性の 67〜89%，女性の 83〜94% が，性器ヘルペスでは全体で 63% が無症状だったと報告している．この，「感染したのに無症状．でも他者への感染性は有している」という性質こそが，性感染症が根絶できない大きな原因の一つといえる．もちろん，1 期梅毒の無痛性潰瘍，性器ヘルペスの再発（通常，初発よりも症状が軽い）など，「発症しているが自覚症状が軽すぎて気づかない」パターンも本質的には同様である．

　日常診療において，まったく症状のない患者を見つけるのは困難だが，臨床医としてはせめて症状が出ている患者は見逃さないようにしたい．

　さて，性感染症は性行為を介して他者に感染させるわけだが，その感染ルート（体のどことどこが触れ合ったのか）は詳細に検討すべきである．「セックス」で想像しやすいのは，男性の陰茎と女性の腟が触れ合う行為だが，セックスで触れ合うのは果たしてそこだけだろうか……？　いや，性行為の内容によっては，口や肛門（直腸）に触れ合うことも多く，それらの部位に病変を作ることもある．以下，性行為の内容ごとに考えられる感染経路，およびその臨床症状について述べる．

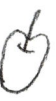

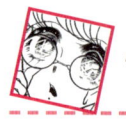

性感染症における感染経路別の臨床症状

◆①陰茎×腟

おそらく最もコモンな性行為の形である．多くの人はセックスといえばこの行為を連想することだろう．直接の接触による臨床症状としては，尿道炎や子宮頸管炎，陰部潰瘍や陰部隆起性病変などがある．主な自覚症状は，排尿時痛，残尿感，頻尿，性交時痛，異常帯下などである．

◆②口×陰茎

いわゆるオーラルセックスoral sexまたはフェラチオfellatioと呼ばれる性行為である．陰茎を介して咽頭粘膜や口腔粘膜に感染し，咽頭炎や口腔内潰瘍などをきたしうる．主な自覚症状としては，咽頭痛，口腔内痛などがある．もちろん，口腔側から陰茎側への感染もありうる．

◆③口×腟

いわゆるクンニリングスcunnilingusと呼ばれる性行為である．主に男性から女性に対して行われる性行為の一つであり，女性同士のセックスではコモンな性行為である．腟分泌液に病原体が含まれていれば，クンニリングスしている側に咽頭炎や口腔内潰瘍などをきたしうる．主な自覚症状としては，咽頭痛，口腔内痛などである．感染頻度としては，口×陰茎よりも低い．これとは逆に，口唇ヘルペスなどを発症している人からクンニリングスされる側へと感染することもある．

◆④陰茎×肛門

いわゆるアナルセックスanal sexと呼ばれる性行為である．直腸内に病原体が存在すれば，挿入された陰茎を介して尿道炎を起こしたり，反対に直腸内に射精された精液を介して直腸炎を起こしたりする．直腸炎の主な自覚症状としては，下痢や血便，テネスムス，排便時痛，性交時の肛門痛などである．主に男性同士のセックスで行われる性行為であるが，男性×女性の間でも行われることがある．性風俗店におけるプレイの一つにもなっているようだが，妊娠の可能性がない行為であるた

JCOPY 498-02158

め, コンドームを使用せずに行われることがあり, その場合は性感染症のリスクが高まるだけでなく, 腸内細菌が陰茎から侵入し, 尿道炎や前立腺炎, 精巣上体炎を起こすリスクがある.

◆⑤口×肛門

いわゆるリミング rimming と呼ばれる性行為である. 直腸内の病原体を経口摂取することで糞口感染が起こる可能性がある. 本行為における代表的な性感染症は赤痢アメーバ症だが, 当然, 腸管出血性大腸菌, キャンピロバクター, サルモネラ, エルシニアなど, 食中毒でみられるような腸管感染症をきたす病原体に感染するリスクもある. 主な自覚症状は下痢, 腹痛, 血便などである. なお, アナルセックスで挿入された陰茎の洗浄が不十分なまま口腔内に挿入されれば, 口×陰茎の経路だけでなく口×肛門の経路が成立する. 1対1であれば自身の腸管内病原体を再摂取するだけであるが, 複数人でのセックスの場合, さらに感染が広がることになる.

※HIV 感染症に限った内容ではあるが, 各行為における感染確率が「おおさかエイズ情報 Now」というサイトにまとめられているので, 今後の予防について患者やそのパートナーに説明する際に有用である (https://www.osaka-aids-now.info/check/. 二次元コードからアクセス可能).

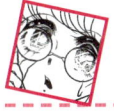

性感染症における性器外症状

以上のように, 性感染症は性器を中心とした症状をきたすことが多いが, 皮膚や関節など, 普段は性器として使用しない部位に症状が出現することもある. また, 発熱や倦怠感などの全身症状をきたすこともある 表1.

なかでも, 急性 HIV 感染症と梅毒は多彩な症状を呈するため, どんな症状でも常に頭の片隅に置いておきたい感染症である. 特に, 2期梅毒では全身に *Treponema pallidum* が播種されるため, あらゆる臓器症状を呈しうると思っておいたほうがよい. 「原因不明の○○が実は梅毒だった」という報告は枚挙にいとまがない.

咽頭痛は, 先に述べたオーラルセックスに起因する咽頭炎の症状であり, 下痢は, アナルセックスに起因する直腸炎の症状, または赤痢アメーバ症をはじめとした糞

表1 性器外症状の主訴からみる各性感染症

	発熱	咽頭痛	口腔内潰瘍	リンパ節腫脹	皮疹	関節痛	下痢
急性 HIV 感染症	○	○	○	○	○	○	○
梅毒	△	○	○	○	○	△	△
淋菌感染症	△	○	×	×	△	△	△
性器クラミジア感染症	△	○	×	○	×	×	△
ヘルペスウイルス感染症	△	○	○	○	×	×	△
B 型肝炎	○	×	×	×	△	△	×

○：よくある症状，△：ありうる症状，×：ほとんどない．

口感染で起こる感染症の症状であることが多い．赤痢アメーバ症といえば，必ずしも腸管感染症にとどまるとは限らず，肝膿瘍や脳膿瘍などもきたしうることも知っておきたい．この場合，右上腹部痛や頭痛などを呈しうる．右上腹部痛といえば，アメーバ肝膿瘍だけでなく，急性肝炎(性感染症では，特に B 型肝炎)と Fitz-Hugh-Curtis 症候群（FHCS）も鑑別にあがる．FHCS は淋菌感染症や性器クラミジアを契機として炎症が肝臓周囲に波及して肝周囲炎を起こすもので，生殖可能年齢の女性が右上腹部痛を訴えた際には必ず鑑別に入れるべきである．

　口腔内潰瘍は，日常診療においてもヘルペスウイルス感染症が鑑別にあがりやすいので，性感染症の可能性を比較的想起しやすい症状かもしれない．ただし，口腔内潰瘍の患者を分母に考えた場合，性感染症だけでなくその他大勢の鑑別疾患も同時並行で考えなければならないため，臨床医にとってやや手強い症状ともいえる 表2 [3,4]．リンパ節腫脹や皮疹，関節痛などは粘膜の接触とは直接関係のない症状であるが，これらは「性感染症らしくない症状」であるため，ときに性感染症が想起されずに見逃されていることがある．

◆リンパ節腫脹について

　急性 HIV 感染症や梅毒のように全身性のリンパ節が腫脹するものや性器クラミジアやヘルペスウイルス感染症のように主に鼠径部のリンパ節が腫脹するものがある．ヘルペスウイルスが咽頭炎を起こした場合は，鼠径部ではなく頸部リンパ節が腫脹しうる．原因不明のリンパ節腫脹で最も見逃したくないものはもちろん癌の転移やリンパ腫などの悪性腫瘍だが，性感染症のなかでは特に急性 HIV 感染症を見逃さないようにしたい．なぜなら，HIV 感染症が進行して AIDS を発症する前に適切な治

表2 口腔内潰瘍の鑑別

感染症	非感染症
HSV-1，HSV-2 感染症，帯状疱疹，サイトメガロウイルス感染症，EBV 感染症，HIV 感染症，梅毒，結核，真菌感染症*	反応性病変（外傷，熱傷，機械的刺激など），再発性口内炎，扁平上皮癌，白血病，皮膚 T 細胞性リンパ腫，節外性 NK/T 細胞性リンパ腫，尋常性天疱瘡，多形紅斑，多発血管炎性肉芽腫症，SLE，ベーチェット病，Reiter 症候群，ビタミン B，C 欠乏，葉酸欠乏，扁平苔癬，薬剤性，クローン病，潰瘍性大腸炎（水疱がある場合）水疱性類天疱瘡，後天性表皮水疱症

HSV：Herpes simplex virus，EBV：Epstein-Barr virus，HIV：human immunodeficiency virus，SLE：systemic lupus erythematosus.
*Aspergillus fumigatus，A. flavus，Blastomyces dermatitidis，Histoplasma capsulatum，Cryptococcus neoformans，Coccidioides immitis，Paracoccidioides brasiliensis 感染などで起こるが，免疫不全者の播種性病変の一つとして起こることが多い[4].
（文献 3,4 をもとに作成）

療が開始できれば，HIV 感染症がない人と同等の生命予後が期待できるからである[5].

◆皮疹について

皮疹は急性 HIV 感染症，2 期梅毒における代表的な症状であるため，セックスが可能な患者の皮疹をみたら，両者の可能性は常に考えるべきである（本当に急性 HIV 感染症と梅毒は何でもアリである）．特に梅毒の皮疹は多彩であり，典型的には対称性の斑状丘疹を呈するが，膿疹や尋常性乾癬様皮疹など，その性状までとにかく何でもアリである（ただし，水疱は稀である）．手掌・足底にも皮疹があれば，なお 2 期梅毒を疑う．また，性感染症関連では，播種性淋菌感染症 disseminated gonococcal infection（DGI）でも皮疹を呈する．

◆関節痛について

やはり急性 HIV 感染症と梅毒でみられる症状だが，急性 HBV 感染症でもときにみられる症状である．先にあげた DGI も鑑別に入れておきたい．DGI は，淋菌に感染後に発熱・皮疹・関節炎などをきたす全身感染症で，「菌血症＋皮膚症状＋多関節痛」をきたす Bacteremic stage と「化膿性関節炎」をきたす Joint-localized stage の 2 つに分けられる．これらは，必ずしも性器症状を伴わないため，ときに診断を困難にしている[6]．とはいえ，ここでもやはり，「原因不明の○○では性感染症を考える」という原則が役に立つ．

性感染症は性器外症状を呈することがある．特に，咽頭痛，口腔内潰瘍，リンパ節腫脹，皮疹，関節痛，下痢などの症状がある患者では，一度は性感染症の可能性を検討すべきである．一方，性器症状があれば性感染症を想起するのはたやすいが，その場合もどこに病変がありそうなのかを明らかにするために，行われた行為の内容を正確に聴取する必要がある．

動物におけるオーラルセックスの意義

　読者のほとんどは興味がないかもしれないが，人間以外の動物でもオーラルセックスが行われていたという報告はある．ただし，必ずしも交尾に際して行われるとは限らず，挨拶として行われたり，緊張をほぐすためにオス同士で行われることもあるそうだ[7]．Tanら[8]は，フルーツコウモリ（いわゆるオオコウモリ）のメスが交尾中にオスの陰茎を舐めた場合は有意に交尾の持続時間が長かったと報告しており，生物においてオーラルセックスは単に快楽を与えるという目的にとどまらない可能性を指摘している（なお，同論文中で貴重なコウモリのオーラルセックス動画が閲覧可能である）．

References

1) Workowski KA, Bolan GA ; Centers for Disease Control and Prevention. Sexually transmitted diseases treatment guidelines, 2015. MMWR Recomm Rep. 2015 ; 64（RR-03）: 1-137.

2) Kenyon C, Herrmann B, Hughes G, et al. Management of asymptomatic sexually transmitted infections in Europe : towards a differentiated, evidence-based approach. Lancet Reg Health Eur. 2023 ; 34 : 100743.

3) Siu A, Landon K, Ramos DM. Differential diagnosis and management of oral ulcers. Semin Cutan Med Surg. 2015 ; 34 : 171-7.

4) Fitzpatrick SG, Cohen DM, Clark AN. Ulcerated lesions of the oral mucosa : clinical and histologic review. Head Neck Pathol. 2019 ; 13 : 91-102.

5) Antiretroviral Therapy Cohort Collaboration. Survival of HIV-positive patients starting antiretroviral therapy between 1996 and 2013 : a collaborative analysis of cohort studies. Lancet HIV. 2017 ; 4 : e349-56.

6) Rice PA. Gonococcal arthritis（disseminated gonococcal infection）. Infect Dis Clin North Am. 2005 ; 19 : 853-61.

7) Sugita N. Homosexual fellatio : erect penis licking between male bonin flying foxes pteropus pselaphon. PLoS One. 2016 ; 11 : e0166024.

8) Tan M, Jones G, Zhu G, et al. Fellatio by fruit bats prolongs copulation time. PLoS One. 2009 ; 4 : e7595.

診療各論

Episode 4

人類滅亡の危機!?
恐怖の淋菌感染症 ①
診断と治療

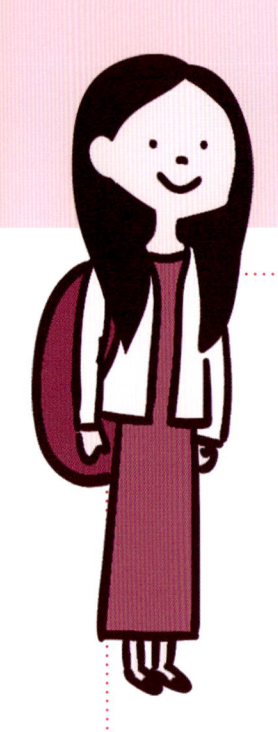

　　いきなり，タイトルからえらい煽りようであるが，大丈夫，私は至って冷静である．「淋菌って，あの淋菌？　そりゃあたまに播種性感染とか起こすけど，基本は尿道炎とか咽頭炎でしょ？　人類滅亡って，命に関わるわけじゃないんだから大袈裟な（笑）」と思った読者がもし存在するなら，ぜひとも本稿をお読みいただきたい．「そうそう，淋菌やばいよね」と思ったあなた，さすがである．

　　性感染症という言葉から連想されるのはおそらく性器症状であり，性器症状の代表格が尿道炎ではなかろうか．なかでも，淋菌は古くから尿道炎の主役であり，一般の人たちにも「淋病」の名称でよく知られてきた．

　淋菌性尿道炎は，コンドームを使用しないセックスなどで淋菌に感染すると，典型的には数日の潜伏期間の後，急性の強い排尿時痛と膿性の尿道分泌物を呈する．咽頭感染すれば咽頭炎を，直腸感染すれば直腸炎を起こす．淋菌感染症は，患者自身の苦痛という意味ではもちろん問題だが，骨盤内炎症性疾患，異所性妊娠，不妊症などの後遺症や[1]，淋菌感染自体が HIV 感染リスクを増加させる[2]といった二次的な問題のほうがより深刻なのである．これらの合併症を防ぐためにも適切な治療が重要なわけだが，近年，世界的に淋菌の超耐性化が進んでいることが問題視されている．いや，さらっと問題視されているとか言ってみたものの，ぶっちゃけ「めちゃめちゃヤバイ状況」なのである．なんせ，米国 CDC が，あのカルバペネム耐性菌や *Candida auris* と同列のヤバさに位置づけており，我々人類は，治療できる抗菌薬がきわめて少ないなかでの戦いを強いられているのである！[3]（ヤバさの程度は筆者の主観です）

　　とはいえ，私たち臨床医にできることは，とにかく適切に診断し，適切に治療することなので，以下，診断・治療について概説していく．

JCOPY 498-02158

淋菌感染症の診断

　尿道炎症状を訴える患者の尿または尿道分泌物のグラム染色でグラム陰性球菌 Gram-negative cocci（GNC）がみられれば，ほぼ淋菌と判断できる．稀に髄膜炎菌が原因になることもあるが[4]，髄膜炎菌も淋菌もグラム染色では同じGNCであるため，両者の鑑別には培養検査や遺伝子検査を要する．また，淋菌性尿道炎はクラミジア性尿道炎と合併することも多く，両者の診断に尿または尿道分泌物の遺伝子検査（主に核酸増幅法）が利用される **表1**．核酸増幅法は抗原検査や培養検査よりも感度が高いため，現在では淋菌感染症診断の中心的役割を担っている．当然，咽頭炎を疑えば咽頭拭い液を，直腸炎を疑えば直腸液を検体として提出する（ただし，2025年現在，直腸液は保険適用外である）．咽頭拭い液の場合，口腔内に常在する *Neisseria* 属との交差反応が問題になるが[5]，PCR法以外の方法ではその点は改良されている **表2**．なお，感染している場合の菌量は尿道が最も多く，次いで子宮頸管＞直腸＞咽頭の順で多い．培養検出率や遺伝子検出率も尿道で最も高い．

表1 淋菌・クラミジアの検体の種類に応じた核酸増幅法の種類

検体の種類	TMA 法 TRC 法	SDA 法	PCR 法	
			TaqMan	Real-time
男性尿道擦過物	○	○		○
子宮頸管擦過物	○	○	○	○
尿	○	○	○	○
咽頭擦過物	○	○		
咽頭うがい液	○		○	

TMA：transcription mediated amplification
TRC：transcription reverse-transcription concerted reaction
SDA：strand displacement amplification
PCR：polymerase chain reaction
（高橋　聡．*Chlamydia trachomatis* とその診断法．日臨微生物誌．2018；28：77-82 より改変）

表2 淋菌・クラミジアの各核酸増幅法の特徴

核酸増幅法の種類	特徴	口腔内 *Neisseria* 属との交差反応
PCR 法	・検体中に含まれている，きわめて微量な病原体のDNA サンプルから，特定の DNA 断片を短時間に大量に増幅し，病原体の同定を行う方法. ・感度，特異度ともに高いが時間がかかる.	有
SDA 法	・検体中に含まれている，きわめて微量な病原体のDNA サンプルから，制限酵素と DNA ポリメラーゼを用いて，DNA を増幅させて病原体の同定を行う方法. ・感度，特異度ともに高い.	少
TMA 法	・検体中に含まれている，きわめて微量な病原体のDNA サンプルから，逆転写酵素と RNA ポリメラーゼを用いて，RNA を増幅させて病原体の同定を行う方法. ・感度，特異度ともに高い.	少
TRC 法	・TMA 法と同様，検体中に含まれている，きわめて微量な病原体の DNA サンプルから，逆転写酵素とRNA ポリメラーゼを用いて，RNA を増幅させて病原体の同定を行う方法. ・感度，特異度ともに高い. 比較的検査時間が短い.	少

◆検査提出時のポイント

①尿道炎患者の尿検体は初尿を採取する（前回排尿から2時間以上空けた初尿が最も感度が高いため）.

②咽頭感染に対する SDA 法と TMA 法では，それぞれ尿道または子宮頸管検査キットを用いて咽頭スワブを採取.

③咽頭感染に対する PCR 法（TaqMan or Real-time）を用いる場合は咽頭擦過物では検査できない. 尿検査キットを用いて咽頭うがい液を採取する.

淋菌感染症の治療

　現在の淋菌感染症の治療を語る前に簡単に歴史を辿ってみると，抗菌薬耐性の歴史を辿ることとほぼ同義であることが確認できる[6].

1940年から1941年にかけて，スルホンアミド系抗菌薬（スルファピリジンなど）が治療の中心であり，治癒率80〜90%を達成していたが，1944年にはスルホンアミド耐性淋菌が出現し，同時期よりペニシリンGが淋菌治療の主役となった．しかし，そのわずか2年後の1946年には早くもペニシリン高度耐性の淋菌が見つかり，早晩その地位が脅かされていくこととなった．1960年代にはペニシリン耐性淋菌の治療としてスペクチノマイシンが多用され，1981年には韓国で米軍関係者の淋菌治療のfirst lineとして使用されたが，4年後には臨床的治療失敗率が8%に上るなど，その地位は長くは続かなかった[7]．さらにその数年後には世界各国でスペクチノマイシン耐性淋菌が検出され，やはり単剤でのエンピリック治療としては用いられなくなった（ちなみに本邦では，スペクチノマイシンは淋菌感染症治療のsecond lineとして位置づけられているが，咽頭への移行性が悪いため，淋菌性咽頭炎には推奨されていない[8]）．

他方，同時期よりペニシリンアレルギーの患者に対する代替薬としてテトラサイクリンも使用されていたが，やはり1986年にはテトラサイクリン耐性淋菌が出現している．

アジスロマイシンも，当初はエリスロマイシンよりも治療効果が高いことで注目を集めたが，1990年代には世界的に感受性率の低下が問題視され，その動向は日本でも同様であり[9]，現在ではエンピリック治療に用いられることはなくなっている．シプロフロキサシンをはじめとしたキノロン系抗菌薬も当初は非常に効果的だったが，世界的なキノロン耐性の拡がりから，2000年代にはもはや使用されなくなった．

第3世代セファロスポリンについて

以上のような経緯があり，現在の淋菌感染症の治療において，単剤で最も治療効果が期待できるのはセフトリアキソンである（日本では1g静注[8]，米国では500mg筋注が推奨されている[10]）．以前は同じ第3世代セファロスポリン系抗菌薬であるセフィキシムの内服も使用されていたが，治療失敗が多いとの理由で現在の日本のガイドラインからは削除されている[8]．セフィキシムについては，国際標準投与量は1回400mgを1日1回投与だが，1990年代の日本では1回100mgを1日2回投与と少なめであったこともあり（その後，2004年の日本性感染症学会ガイドラインまで

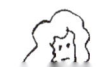

1回200 mg を1日2回投与1〜3日間が推奨されていた），低用量で使用され続けた影響でセファロスポリン耐性が選択されたのではないか，との指摘もある[6]．事実，世界初のセフトリアキソン耐性淋菌〔MIC（Minimum Inhibitory Concentration）＝2 μg/mL〕は2009年に京都のコマーシャル・セックスワーカーの咽頭から検出されており（本人は無症状）[11]，以降，MIC＝0.5 μg/mL の低感受性株も相次いで日本から報告されている[12,13]〔米国 CLSI（Clinical and Laboratory Standards Institute）は淋菌のブレイクポイントを設定していないが，セフトリアキソンの MIC が 0.25 μg/mL 以下を，アジスロマイシンの MIC が 1 μg/mL 以下をそれぞれ感受性と分類している[14,15]〕．また，2017年に発表された世界中の大規模な耐性淋菌のサーベイランスでは，日本を含むアジア地域でセフトリアキソン低感受性または耐性淋菌の割合が最も高く，特に香港，日本，韓国の3ヵ国ではセフトリアキソンに低感受性または耐性の淋菌の割合が 5%以上だったと報告されている[16]．

現在の淋菌感染症の治療

　2010年代の米国 CDC では，性感染症による尿道炎の治療には，淋菌とクラミジアとの重複感染を治療するためといった理由に加え，淋菌感染症自体への治療効果を上げるという理由も加味してセフトリアキソン250 mg 筋注とアジスロマイシン1 g 単回内服の併用が使用されてきた[17]．しかしその後，結局は淋菌のセフトリアキソンの MIC は上昇してきていないこと（セフィキシムの MIC は上昇した[18]），アジスロマイシンの耐性化が進行したこと，抗菌薬適正使用の問題や，常在菌への悪影響なども懸念されるようになったことから，現在の推奨からはアジスロマイシンの併用は削除されている[10]．淋菌感染症の診断時にクラミジア感染の合併が否定できない場合には（多くの臨床現場では否定は難しいが），セフトリアキソンと同時にドキシサイクリン1回100 mg 1日2回内服を7日間投与することが推奨されている（妊婦はドキシサイクリンの代わりに，従来通りアジスロマイシン1 g を単回投与）[10]．

　また，セフトリアキソン筋注の投与量もそれまでの1回250 mg から1回500 mg に増量されたが，セフトリアキソン500 mg 筋注とアジスロマイシン1 g 内服の併用で治療失敗した例もすでに報告されており[19]，抗菌薬に高度耐性の淋菌については予断を許さない状況が続いている．一方，セフトリアキソン耐性淋菌の発信源のよ

JCOPY 498-02158

うに紹介されることが多い日本では，2000 年代からは淋菌感染症に対してセフトリアキソン 1 g 静注が使用可能となり，現在ではほぼこのレジメンで治療されている．日本の治療は海外のそれと比べて投与量も投与経路も異なるため，その治療効果はおそらくいい意味で未知数である（理想的にはセフトリアキソン 250 mg or 500 mg 筋注 vs セフトリアキソン 1 g 静注の RCT が切望される）．個人的には，セフィキシムの内服が使用されなくなったわけだし，日本における淋菌の耐性化に歯止めがかかってくれるといいなあと思う次第である（もちろん，普段の感染症診療において内服の第 3 世代セファロスポリンを乱用しないことも，きっと間接的に淋菌の耐性化防止につながっていると期待したい）．

核酸増幅検査の保険収載のおかげで淋菌感染症の診断は容易になったが，一方でその治療はどんどん困難になってきている．耐性淋菌かどうかを判別するためにも培養検査の提出がとても重要であり，核酸増幅検査だけでなく，ぜひとも培養検査も提出されたい．ただし，現時点では淋菌感染症を疑った際に核酸増幅検査と細菌培養検査を同月に算定することはできない．よって，まず遺伝子検査で診断し，淋菌感染症と診断が確定して適切な抗菌薬治療を行ったあと，臨床症状が持続したり再発したりした場合に培養検査を提出するという方法をとるか，あるいは同時に提出するなら淋菌感染症とは別の病名で細菌培養検査を提出するという方法をとることになる（例：検体が尿なら膀胱炎，前立腺炎など，腟分泌液なら非淋菌性腟炎，非クラミジア腟炎などの適応疾患で算定する）．なお，淋菌は冷所で死滅してしまうため，淋菌感染症を疑った場合の検体は常温保存が基本である．いろいろ難しいことを語ったが，なんにせよ淋菌の耐性化については本当に勘弁してほしいと感じる次第である．

References

1) CDC. Sexually transmitted disease surveillance 2018. Atlanta, GA：US Department of Health and Human Services, CDC；2019.
2) Fleming DT, Wasserheit JN. From epidemiological synergy to public health policy and practice：the contribution of other sexually transmitted diseases to sexual transmission of HIV infection. Sex Transm Infect. 1999；75：3-17.
3) Center for Disease Control and Prevention. Antibiotic resistance threats in the US 2019. https://www.cdc.gov/drugresistance/pdf/threats-report/2019-ar-threats-report-508.pdf
4) Hayakawa K, Itoda I, Shimuta K, et al. Urethritis caused by novel *Neisseria meningitidis* sero-

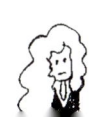

group W in man who has sex with men, Japan. Emerg Infect Dis. 2014；20：1585-7.

5）濱砂良一，川井修一，安藤由起子，他．Real time PCR 法を用いた淋菌，クラミジア診断の有用性の検討．感染症誌．2011；85：1-7.

6）Unemo M, Shafer WM. Antimicrobial resistance in *Neisseria gonorrhoeae* in the 21st century：past, evolution, and future. Clin Microbiol Rev. 2014；27：587-613.

7）Boslego JW, Tramont EC, Takafuji ET, et al. Effect of spectinomycin use on the prevalence of spectinomycin-resistant and of penicillinase-producing *Neisseria gonorrhoeae*. N Engl J Med. 1987；317：272-8.

8）日本性感染症学会，編．性感染症 診断・治療ガイドライン 2020．診断と治療社；2020．

9）Yasuda M, Ito S, Hatazaki K, et al. Remarkable increase of *Neisseria gonorrhoeae* with decreased susceptibility of azithromycin and increase in the failure of azithromycin therapy in male gonococcal urethritis in Sendai in 2015. J Infect Chemother. 2016；22：841-3.

10）St Cyr S, Barbee L, Workowski KA, et al. Update to CDC's treatment guidelines for gonococcal infection, 2020. MMWR Morb Mortal Wkly Rep. 2020；69：1911-6.

11）Ohnishi M, Saika T, Hoshina S, et al. Ceftriaxone-resistant *Neisseria gonorrhoeae*, Japan. Emerg Infect Dis. 2011；17：148-9.

12）Deguchi T, Yasuda M, Hatazaki K, et al. New clinical strain of *Neisseria gonorrhoeae* with decreased susceptibility to ceftriaxone, Japan. Emerg Infect Dis. 2016；22：142-4.

13）Seike K, Yasuda M, Hatazaki K, et al. Novel penA mutations identified in *Neisseria gonorrhoeae* with decreased susceptibility to ceftriaxone isolated between 2000 and 2014 in Japan. J Antimicrob Chemother. 2016；71：2466-70.

14）Clinical and Laboratory Standards Institute. Performance standards for antimicrobial susceptibility testing. 30th ed. Wayne, PA：Clinical and Laboratory Standards Institute；2020. https://clsi.org/media/3481/m100ed30_sample.pdf

15）Kersh EN, Allen V, Ransom E, et al. Rationale for a *Neisseria gonorrhoeae* susceptible-only interpretive breakpoint for azithromycin. Clin Infect Dis. 2020；70：798-804.

16）Wi T, Lahra MM, Ndowa F, et al. Antimicrobial resistance in *Neisseria gonorrhoeae*：Global surveillance and a call for international collaborative action. PLoS Med. 2017；14：e1002344.

17）Workowski KA, Bolan GA；Centers for Disease Control and Prevention. Sexually transmitted diseases treatment guidelines, 2015. MMWR Recomm Rep. 2015；64：1-137.

18）Centers for Disease Control and Prevention（CDC）. Update to CDC's sexually transmitted diseases treatment guidelines, 2010：oral cephalosporins no longer a recommended treatment for gonococcal infections. MMWR Morb Mortal Wkly Rep. 2012；61：590-4.

19）Fifer H, Natarajan U, Jones L, et al. Failure of dual antimicrobial therapy in treatment of Gonorrhea. N Engl J Med. 2016；374：2504-6.

JCOPY 498-02158

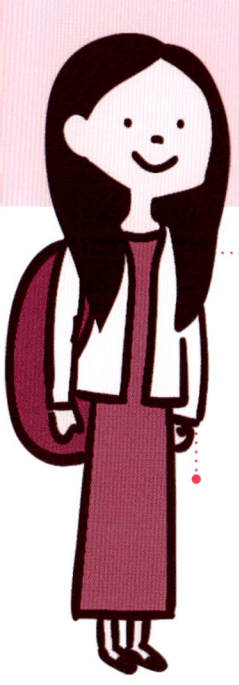

人類滅亡の危機 !?
恐怖の淋菌感染症 ②
播種性淋菌感染症

今回の Episode では淋菌の特殊形態である播種性淋菌感染症 disseminated gonococcal infection（DGI）について紹介する. 本疾患について，滅亡の危機とまではさすがに言い過ぎだが，DGI はそれなりに手強い相手でもあるので，感染症に携わるものとしてぜひ知っておきたい疾患である.

播種性淋菌感染症 (DGI) とは

Episode 4 で説明した通り，通常の淋菌感染症といえば，淋菌が含まれる体液が性行為を介して粘膜と接触することにより感染し，尿道炎や子宮頸管炎，咽頭炎などを起こすことで知られている. ときに骨盤内炎症性疾患 pelvic inflammatory disease（PID）や肝周囲に波及して Fitz-Hugh-Curtiz 症候群を起こすこともある. このなかで，ごく稀に淋菌が全身に播種される病態が存在し，それが DGI である. DGI の正確な頻度は不明であるが，淋菌感染症のおよそ 0.5～3% 程度とされている[1]（なお，この Mandell 第 9 版で DGI の頻度について引用されている文献 2 を辿ると，そこでは Mandell の第 6 版が引用されている. それ以上は遡れなかったが，やはり稀な疾患であるため正確な頻度はわからないということなのであろうと筆者は勝手に推測している）.

DGI は，淋菌性尿道炎や咽頭炎に続発して起きる印象があるかもしれないが，これらの臓器病変が先行していなくても起きることがある. いや，先行していないようにみえるだけで実は先行しているのかもしれない. そもそも淋菌感染症には無症候性感染が存在することは周知の事実である. 母集団や国・地域によっても無症候

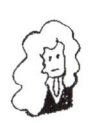

性の割合は異なるが，近年，中国で行われた淋菌性尿道炎の観察研究では，男性の7.2%，女性の16.3%で無症状だったと報告されている[3]．一方で多くの途上国を含めた研究ではその割合はさらに上昇し，無症候性患者へのスクリーニング機会の差などがその要因としてあげられている[4]．いずれも女性のほうが無症状の割合は高く，それはすなわち無症状がゆえに治療機会を逸したまま播種性感染症へと進展するリスクが相対的に高いことを示しており，それを反映してか，大抵の文献ではDGIは女性に多いとされている[5]．ただ，近年では男性の割合が増加してきており，その疫学の変化は注目に値する[6,7]（なお，男女ともに，淋菌性咽頭炎の90%，淋菌性直腸炎の50%は無症候性ともいわれている[8]）．

以上のように，DGIの発症者が必ずしも性器症状や咽頭症状を呈しているとは限らないため，これらが先行していなくてもDGIを想起できるようにしておきたい．

DGIのリスクファクター

DGIを起こしやすいリスクファクターの代表格が，補体欠損である．また，発作性夜間ヘモグロビン尿症の治療に使用されるモノクローナル抗C5抗体も，使用中に播種性淋菌感染症を起こすことが知られている[9]．その他，月経中，妊娠中，子宮内デバイス使用中，免疫不全などもリスクである[1]．

DGIの臨床所見 図1

主な臨床経過は初感染から数日程度で発症する ①関節炎・皮膚炎症候群と，その後未治療のまま経過すると数日後に続発してくる ②敗血症性関節炎の2つに分けられる[1]．ただ，それぞれの時期にみられる症状はオーバーラップすることもあり，厳密に分類することの臨床的意義は乏しい．

◆①関節炎・皮膚炎症候群＝Arthritis-dermatitis syndrome

発熱・寒気とともに対称性または非対称性の多関節痛，腱鞘炎（手首・手指や足首・足趾），皮膚炎をきたし，関節炎・皮膚炎症候群を起こす（皮膚炎・関節炎症候

JCOPY 498-02158

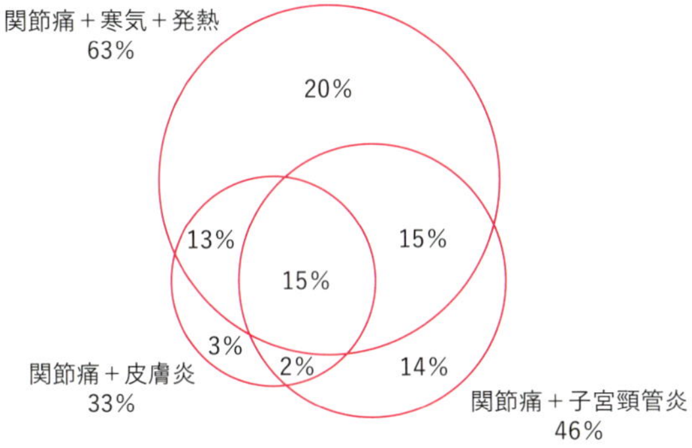

関節痛＋寒気＋発熱
63%

20%

13%

15%

15%

3%

2%

14%

関節痛＋皮膚炎
33%

関節痛＋子宮頸管炎
46%

図1 DGI の臨床所見

全例で発熱するわけではないが，関節痛はほぼ必発であることがわかる．なお，関節炎はときに移動性である．

(Bleich AT, et al. Obstet Gynecol. 2012；119：597-602[2])

表1 DGI の皮膚所見

皮膚病変	臨床所見
膿瘍	通常，免疫不全者に生じる．
蜂窩織炎	明確に膿瘍には至っていない，多発蜂窩織炎．
斑状疹	中央にピンポイントの小水疱を伴う，円形で辺縁不明瞭なピンク色の斑点．
壊死性筋膜炎	重度の DGI で複数回のデブリドメントと長期の抗菌薬治療を要する．
紫斑	典型的には手掌・足底，関節上に直径 2 cm 程度の紫斑．
血管炎	広範な小水疱性，出血性，壊死性の皮膚血管炎．
膿疱	深部の紅斑または出血性の基部の上に乗った小さな紅斑が四肢にまばらにみられる．

(Beatrous SV, et al. Dermatol Online J. 2017；23：13030/qt33b24006[10])

群と呼ぶ場合もある）．皮膚炎は DGI の 75%程度でみられ，主な皮疹の形状は丘疹や水疱性病変であり，その他，斑状疹や紫斑，血管炎などさまざまである **表1** [10]．

◆②敗血症性関節炎＝Suppurative arthritis

　よりコモンなのがこの敗血症型で，敗血症性関節炎が前面に現れ，単関節炎または非対称性の多関節炎を呈する．罹患関節の頻度は膝が最も多く，次いで手首，足首，肘，手関節，肩の順に多い[7]．

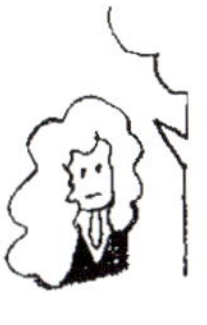

　感染性心内膜炎や髄膜炎，壊死性筋膜炎などがこれに当たる．稀な疾患の稀な病態なので遭遇する頻度は低いが，コンサルトを受ける感染症フェローなどは，しっかりと頭の片隅に入れておきたい病態である．

DGI の診断

　DGI は基本的には，粘膜病変以外から *Neisseria gonorrhoeae* が検出されれば診断できる．血液培養検査も必須であるが，DGI の診断という意味合い以上に，その他の疾患（特に感染性心内膜炎）との鑑別のために重要である．可能であれば，関節穿刺液や皮膚滲出液なども培養または遺伝子検査に提出する．

　一方で，そもそも性感染症を疑っている状況であれば，関節痛を訴える他の性感染症（梅毒や急性 HIV 感染症，急性 B 型肝炎など）も同時に鑑別にあがるわけなので，DGI のみに注力するのではなく，いつも通り性器外症状を呈する性感染症の可能性についても考えておきたい．当然，DGI は淋菌が咽頭または性器に感染した後に進展した可能性が高いため，臓器症状に乏しくとも，各部位の淋菌検査，およびクラミジアとの共感染の検索など，普段の淋菌感染症の診療で必要な検査・治療についても並行して行うことが勧められる．

　なお，DGI は性活動期の女性に多いことから，膠原病をはじめとした他疾患との鑑別も迫られるため，臨床医の総合力が試される疾患ともいえる．

DGI の治療

　セフトリアキソン 1 g 24 時間毎点滴（またはセフォタキシム）で治療を行う．薬剤感受性試験結果次第では経口抗菌薬への変更は可能だが，治療期間は臨床的改善が得られるまで，かつ 7 日以上が推奨されている[11]．

　Episode 4 でお話しした通り，もしこのまま淋菌の耐性化がさらに進み，セフトリ

アキソンすら効かなくなったら……？　そう，考えたくもないが，重症の DGI は救命できないという恐ろしい時代が訪れるのかもしれない…….

　以上，本稿が，読者の皆様が淋菌という細菌の恐ろしさを正しく理解するための一助となれば幸いである．そして個人的には，セフトリアキソン耐性淋菌が蔓延しないことを祈るばかりである．

地味だけど嫌なやつ，性器クラミジア

　性感染症の世界において，性器クラミジアは淋菌感染症と並ぶ有名疾患であるが，その実態は淋菌感染症と似ているところもあれば似て非なるところも多い．播種性淋菌感染症のような派手な臨床像は持ち合わせておらず，命に関わる事態になることもほとんどないため，細々と尿道炎を起こす地味なやつと思いきや，意外に多彩な嫌がらせパターンを持つ隠れハンターなのである．

　性器クラミジアは，*Chlamydia trachomatis* による感染症で，世界で最も罹患数の多い性感染症であり，日本でもその報告数は性感染症のなかでも最多である．男性では主に尿道炎を，女性では主に子宮頸管炎を起こすが，その他にも直腸炎や精巣上体炎を起こしたり，骨盤内炎症性疾患や肝周囲炎（通称：Fitz-Hugh-Curtis 症候群）を起こして急性腹症として表れたり，卵管炎を起こして不妊症や異所性妊娠の原因になったり，果ては 1～4 週間後に反応性関節炎を起こしたりと，あの手この手を使って嫌がらせをしてくるのである．なんなら，妊婦に感染して新生児にも産道感染して新生児結膜炎や肺炎などを引き起こすなど，もうやりたい放題である **図2**[12]．

　実臨床では尿道炎や子宮頸管炎で遭遇することが多いと思われるが，その臨床症状は淋菌感染症と比べると軽症で，潜伏期間は 1～3 週間程度（淋菌性尿道炎は 3～5 日程度）とやや長めである．この潜伏期間は鑑別に有用だが，淋菌もクラミジアも症状の強さに幅があり[13]，実際のところ臨床症状のみで鑑別するのは不可能である．幸い，現代では淋菌と *C. trachomatis* を遺伝子検査で同時に診断できるので，診断困難になることはあまりない．

　治療はアジスロマイシン（AZM）かドキシサイクリン（DOXY）が推奨されている

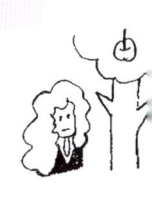

が，いくつかの臨床研究で，DOXY が AZM より臨床効果も細菌学的な効果も勝ることがわかってきており[14-16]，DOXY 優勢といった感じである．

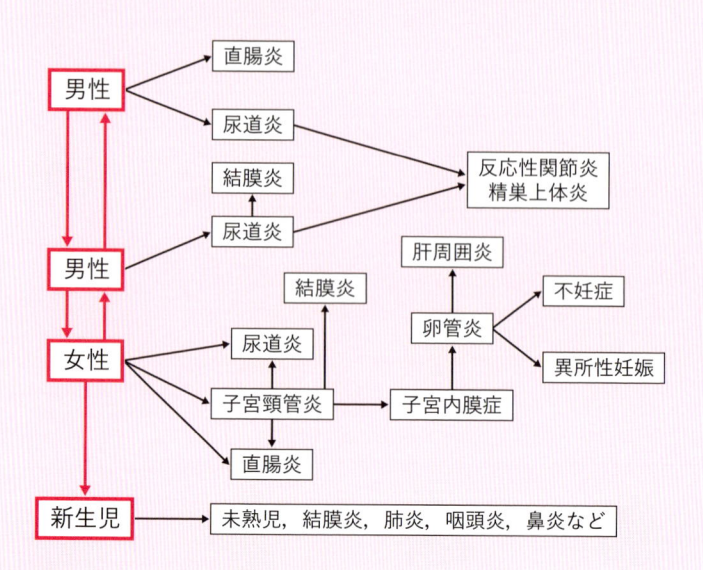

図2 やりたい放題の *Chlamydia trachomatis*
(Chapter 180 *Chlamydia trachomatis* (Trachoma and Urogenital infections), FIG 180.3. In：Bennett JE, et al, eds. Mandel, Douglas, and Bennett's principles and practice of infectious diseases, 9th ed. Elsevier；2019[12]）

References

1) Disseminated gonococcal infection. In：Bennett JE, Dolin R, Blaser MJ. Mandell, Douglas, and Bennett's Principles and Practice of Infectious Diseases. 9th ed. Elsevier；2019. p.2621-2.

2) Bleich AT, Sheffield JS, Wendel GD Jr, et al. Disseminated gonococcal infection in women. Obstet Gynecol. 2012；119：597-602.

3) Chang SX, Chen KK, Liu XT, et al. Cross-sectional study of asymptomatic *Neisseria gonorrhoeae* and *Chlamydia trachomatis* infections in sexually transmitted disease related clinics in Shenzhen, China. PLoS One. 2020；15：e0234261.

4) Detels R, Green AM, Klausner JD, et al. The incidence and correlates of symptomatic and asymptomatic *Chlamydia trachomatis* and *Neisseria gonorrhoeae* infections in selected populations in five countries. Sex Transm Dis. 2011；38：503-9.

5) Holmes KK, Counts GW, Beaty HN. Disseminated gonococcal infection. Ann Intern Med. 1971；

74：979-93.

6）Belkacem A, Caumes E, Ouanich J, et al；Working Group FRA-DGI. Changing patterns of disseminated gonococcal infection in France：cross-sectional data 2009-2011. Sex Transm Infect. 2013；89：613-5.

7）Birrell JM, Gunathilake M, Singleton S, et al. Characteristics and impact of disseminated gonococcal infection in the "Top End" of Australia. Am J Trop Med Hyg. 2019；101：753-60.

8）Mayor MT, Roett MA, Uduhiri KA. Diagnosis and management of gonococcal infections. Am Fam Physician. 2012；86：931-8.

9）Crew PE, Abara WE, McCulley L, et al. Disseminated gonococcal infections in patients receiving eculizumab：a case series. Clin Infect Dis. 2019；69：596-600.

10）Beatrous SV, Grisoli SB, Riahi RR, et al. Cutaneous manifestations of disseminated gonococcemia. Dermatol Online J. 2017；23：13030/qt33b24006.

11）Workowski KA, Bachmann LH, Chan PA, et al. Sexually transmitted infections treatment guidelines, 2021. MMWR Recomm Rep. 2021；70：1-187.

12）Chapter 180 *Chlamydia trachomatis*（Trachoma and Urogenital infections）, FIG 180.3. In：Bennett JE, Dolin R, Blaser MJ, eds. Mandel, Douglas, and Bennett's principles and practice of infectious diseases, 9th ed. Elsevier；2019.

13）Tuddenham S, Hamill MM, Ghanem KG. Diagnosis and treatment of sexually transmitted infections：a review. JAMA. 2022；327：161-72.

14）Kong FY, Tabrizi SN, Law M, et al. Azithromycin versus doxycycline for the treatment of genital chlamydia infection：a meta-analysis of randomized controlled trials. Clin Infect Dis. 2014；59：193-205.

15）Páez-Canro C, Alzate JP, González LM, et al. Antibiotics for treating urogenital Chlamydia trachomatis infection in men and non-pregnant women. Cochrane Database Syst Rev. 2019；1：CD010871.

16）Dombrowski JC, Wierzbicki MR, Newman LM, et al. Doxycycline versus azithromycin for the treatment of rectal Chlamydia in men who have sex with men：a randomized controlled trial. Clin Infect Dis. 2021；73：824-31.

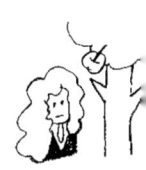

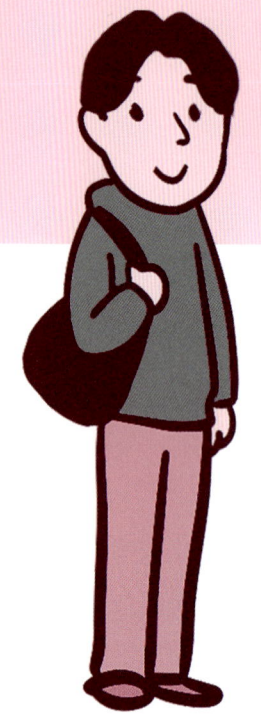

もう無視できないぞ！
第3の刺客
Mycoplasma genitalium！

新たな刺客
Mycoplasma genitalium とは

　男性の尿道炎や女性の子宮頸管炎を診たときに，まず想定すべき原因微生物は淋菌とクラミジア（*Chlamydia trachomatis*）である．そして，この2強に続く第3の刺客こそが *Mycoplasma genitalium* であり，その名称は性器の（genital）感染を起こす Mycoplasma ということに由来している．

　え，Mycoplasma って，あの肺炎とか起こす Mycoplasma？なんで尿道炎？　と思った読者諸氏も多いかもしれないが，実は Mycoplasma 属にはよく知られた *M. pneumoniae* 以外にもいろいろ存在するのである．たとえば，上述の性感染症の原因となる *M. genitalium* をはじめ，骨盤内膿瘍などを起こす *M. hominis* や，生殖器から検出されるが意義がよくわかっていない *M. fermentans* や *M. penetrans* などさまざまである．なかでも *M. genitalium* は *M. pneumoniae* と非常に近縁で，遺伝子欠失により *M. pneumoniae* から進化してきたと考えられている[1]．

M. genitalium は何をしているのか？

　M. genitalium の病原性を証明する方法として，症状のない患者と比べて症状のある患者において，より高い頻度で検出されること，抗体反応があること，感受性のある抗菌薬投与で治癒すること，実験動物において感染が確認されることが必要と

JCOPY 498-02158

される[2]．現時点でこれらの条件を満たし，*M. genitalium* が関連していると考えられているのは，まずは男性の尿道炎であり[3]，*M. genitalium* は非淋菌性非クラミジア性尿道炎の 20〜25％にみられ，再発性尿道炎の約 30％を占めるとされる[3]．本邦のデータでは，非淋菌性尿道炎の 14〜16％で *M. genitalium* が検出されたと報告されている[4]．女性では，子宮頸管炎，骨盤内炎症性疾患 pelvic inflammatory disease (PID)，早産，自然流産との関連が示されている[5]．子宮頸管炎を治療することでPIDや子宮内膜炎を予防できるかどうかはいまだ不明であるが，*M. genitalium* が不妊と関連していたとする複数のメタアナリシス[6,7]が報告されていることを考慮すると，臨床医の心情としては見つけたら治療したくなるであろう．その他，前立腺炎や精巣上体炎，直腸炎との関連も示唆されており，いくつかの症例報告は散見されるが，*M. genitalium* は無症状の患者から検出されることもあり，これらに関する病原性については現在も各国で研究が進行中である．

M. genitalium 感染症の診断

　M. genitalium による尿道炎や子宮頸管炎の症状はさまざまであり，臨床症状から推定することは不可能である．また，*M. genitalium* は培養速度が非常に遅く，*M. genitalium* を単離するのに 1〜2 年程度かかるとされるため[8]，現在は尿道炎や子宮頸管炎症状のある患者の尿や腟分泌液を用いて *M. genitalium* の遺伝子を検出する方法が診断の主流である．本邦でも，2022 年 6 月にトリコモナスと *M. genitalium* のDNAを同時に検出できる遺伝子検査が保険収載され[9]，それに伴い日本性感染症学会からも追加の提言が出された[10]．

　とはいえ，遺伝子検査もその場で結果が判明するわけではないので，臨床現場での流れは **図1** の通りになることが予想される．グラム染色でグラム陰性球菌が確認できれば淋菌性の可能性が高いが，そうでなければクラミジアまたは *M. genitalium* による感染を疑って，それぞれの PCR 検査を提出する，という流れである．

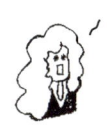

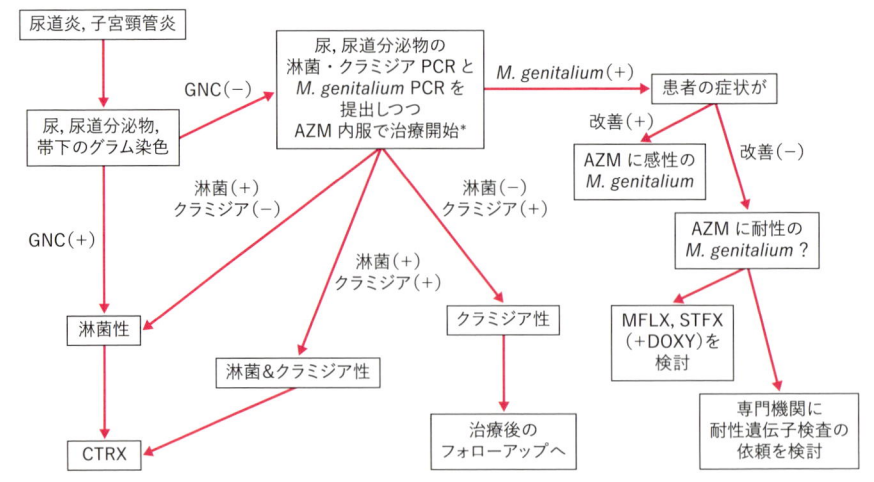

図1 現在の *Mycoplasma genitalium* 感染症診療の流れの例（筆者作成）

M. genitalium の AZM 耐性化を考慮すると，エンピリック治療は AZM ではなく DOXY のほうがよいかもしれない．

GNC：グラム陰性桿菌，CTRX：セフトリアキソン，AZM：アジスロマイシン，MFLX：モキシフロキサシン，STFX：シタフロキサシン，DOXY：ドキシサイクリン．

M. genitalium の治療は意外に難しい……

　2025 年現在，*M. genitalium* 感染症の治療はアジスロマイシン（AZM）1 g 単回投与だが[4,11]，実は世界的に薬剤耐性が問題となっていることは知っておきたい．性感染症における薬剤耐性といえば淋菌が思い浮かぶが，実は *M. genitalium* の耐性もかなり厄介である．*M. genitalium* に対する治療薬の候補は，AZM に加え，ドキシサイクリン（DOXY），モキシフロキサシン（MFLX），シタフロキサシン（STFX）などがある．

　AZM は現在，クラミジア性尿道炎や *M. genitalium* 感染症の治療にも利用されており，クラミジアに対しては耐性の懸念なく使用できるが，マクロライド耐性関連変異 macrolide resistance associated mutation（MRAM）が起きたマクロライド耐性 *M. genitalium* に対しては効果が期待できない[12]．マクロライド耐性 *M. genitalium* は増加傾向にあり，AZM による治療奏効率は 2015 年時点ですでに 67％程度にまで低下してきており[13]，日本でも 2018 年時点で，*M. genitalium* の 70％以上がマクロ

ライド耐性遺伝子を保有していたと報告されている[14]．

　興味深いことに，おそらくはマクロライドの使用とマクロライド耐性 *M. genitalium* の頻度は関連していそうで，2016〜2017 年の調査では，以前から非淋菌性尿道炎に対する第一選択薬が AZM だったノルウェー，デンマークではマクロライド耐性 *M. genitalium* の割合がそれぞれ 56％，57％だったのに対して，DOXY を第一選択としていたスウェーデンではマクロライド耐性 *M. genitalium* の割合は 18％にとどまっていた[15]．そうなると，普段から非淋菌性尿道炎を疑った際には，AZM ではなく DOXY を使用したほうがよいのかもしれない，という考えに行き着く．

　クラミジア性尿道炎に対しては，2014 年のメタアナリシス[16]や 2019 年のコクランレビュー[17]において DOXY のほうが AZM よりも微生物学的な治療失敗が少ないことが示されており，また，クラミジア性直腸炎においても DOXY のほうが治療成功率が高いことが報告されている[18]．実際，これらのエビデンスを元に，CDC ガイドライン 2021[11]ではクラミジア性尿道炎の治療における第一選択薬は DOXY となっている．現在の日本の『性感染症 診断・治療ガイドライン 2020』[4]のクラミジア性尿道炎治療の項には AZM が最上段に記載されているが，今後 DOXY〔or ミノサイクリン（MINO）〕へと変更されていくのかもしれない．クラミジア感染症に対しては「DOXY，いいじゃん！」となる一方で，*M. genitalium* に対する DOXY は AZM よりも治療効果が劣ることがわかっているため[19]，現時点では「DOXY でクラミジアも *M. genitalium* も一括で治療〜♪」とはいかないのがもどかしいところである．

　M. genitalium に対する AZM に次ぐ一手としては，MFLX や STFX が候補にあがるが，いずれもすでに耐性株が出現してきており[20]，こちらも使用量が増えるにつれ耐性菌割合の増加が懸念される．これらの現状を鑑みて，近年ではさまざまな併用療法が試行されている．

　Durukan ら[21]は 2020 年に，マクロライド耐性 *M. genitalium* に対して DOXY を 7 日間投与の後に MFLX を 7 日間投与することで 92％の治療成功率だったと報告した．加えて，このレジメンで失敗した場合の新たな治療法として，DOXY と STFX を最初から併用して 7 日間投与する方法を提案し，DOXY→MFLX 療法で治療失敗したすべての例において治癒しえたと報告している[22]．

　また，上記とは別の視点で，スペクチノマイシンも再注目されている[23]．もともとは淋菌感染症の治療で使用されていたが，耐性化のため 1980 年代にはすでに使用されなくなっていた薬剤である（p.25 参照）．単剤での使用は耐性化の懸念がある

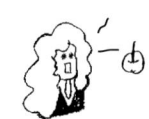

ものの，DOXY との拮抗作用もないため，DOXY＋スペクチノマイシンの7日間併用治療は *M. genitalium* 感染症の貴重なオプション治療として期待されている．ただし，痛みを伴う筋注が必要なこと，*M. genitalium* に対する至適投与量が不明であること，世界的に入手が困難であることなど，乗り越えなければならない課題は多い．

このように，*M. genitalium* の治療はいまだ混沌としており，定まっていないのが現状である．少なくとも MRAM の有無がわかれば治療内容に反映できるが，MRAM の検査はヨーロッパのガイドラインでは推奨されているものの[24]，日本では現時点では商業ベースで利用することができない．さらに悪いことに，AZM，MINO，MFLX，スペクチノマイシンを投与しても細菌学的治癒を達成できなかった非常に難治性の *M. genitalium* 尿道炎の例も報告されており[25]（この症例では，なぜか DOXY 単独の14日間治療で治癒），治療困難という点では，頂点に君臨する淋菌に迫る勢いである．もう，本当に嫌な感じである．

嫌な気持ちが溢れすぎてうまくまとめられないが，*M. genitalium* の治療は「とりあえず AZM」といった単純なものではなく，結構複雑だということが伝わればこの Episode での目標は達成できたように思われる．個人的には，今後の *M. genitalium* の治療はおそらく，MRAM がなければ AZM，MRAM があれば DOXY を軸とした STFX や MFLX との併用療法，そしてオプションとして DOXY＋スペクチノマイシンの併用療法といった形でしばらく進んでいくのではないかと，なんとなく推測している．

気ままな病原体トリコモナス

あんまりメインを張るキャラではないが，尿道炎・腟炎界隈で気ままに活動している病原体，*Trichomonas vaginalis* についてご紹介する．*T. vaginalis* によって引き起こされるのがトリコモナス症であり，約10日間程度の潜伏期間ののち，男性では主に尿道炎を起こすが，その症状は軽く，約半数で無症状との報告もある[26]．女性では主に腟炎を起こし，典型的には，悪臭を伴う黄緑色の泡沫状の帯下の増加がみられる

JCOPY 498-02158

（腟トリコモナス症と呼ぶ）．そして，*T. vaginalis* は月経血中で増殖するため，月経中・月経後に症状が増悪することがある．

性感染症のなかでも感染経路が特殊で，もちろん性行為でも感染するが，感染者と同じ風呂やタオル，トイレなどを共有しても感染することがあり，スーパー銭湯やスパ施設などでも感染者が使用した物品の表面には *T. vaginalis* が気ままに存在している可能性がある．

そんなトリコモナス症の診断は，遺伝子検査開発以前には培養検査がゴールドスタンダードだったが，遺伝子検査を対象とした場合の培養検査の感度は44〜75％と微妙であり[11]，もはやスタンダードの座は遺伝子検査に成り変わったといってもよい．日本でも，コマーシャルベースの遺伝子検査で，*Mycoplasma genitalium* と *T. vaginalis* の同時検査が可能である．直接検鏡で動く *T. vaginalis* を観察する方法もあり，たまたま別件で検鏡した尿のなかにトリコモナスが混ざっていたなんて報告を検査技師から受けた経験がある方もいるかもしれない．感染症を得意と自負する医師は，何でもグラム染色したくなるという衝動を持ち合わせていることが多く，そんな人たちのために，以前に筆者が偶然染め上げた *T. vaginalis* のグラム染色写真を供覧する **図2** ．

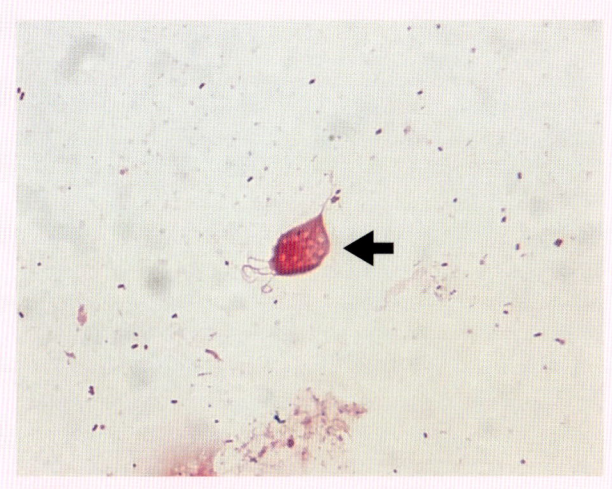

図2 尿中を気ままに漂っていた *Trichomonas vaginalis* のグラム染色所見

トリコモナス症それ自体での症状が重篤になることは稀だが，妊婦に感染すると，早産や前期破水，在胎週数不相応児などのリスクが 1.4〜1.5 倍に上昇するともいわれ[27]，基本的には見つけ次第全例治療である．トリコモナス症の治療は，メトロニダゾール（MNZ）1 回 500 mg を 1 日 2 回 7 日間投与が標準治療であり，その治癒率は 84〜98% にも及ぶ[27]．CDC の性感染症ガイドラインには MNZ 2 g 単回投与という方法も記載されているが，腟トリコモナス症の治療において，標準治療群のほうが単回治療群と比べて治療 1 ヵ月後の再検査で再陽性となる割合が半減していたという報告を受け，腟トリコモナス症ではやはり標準治療が勧められるようになった．男性ではそのような study がないため，現時点では MNZ 2 g 単回投与のオプションは残されている[27]．男性の尿道炎患者で，淋菌でもない，クラミジアでもない，*M. genitalium* でもない，でも治らない尿道炎をみたら，トリコモナス尿道炎を疑って MNZ による治療を検討してみてもよいかもしれない．もっとも，先に述べた通り現代では *M. genitalium* との同時検査で *T. vaginalis* が補足されるようになったため，そこで見つかった場合には治療されていることと思われる．

References

1) Genital Mycoplasmas. In：Bennett JE, Dolin R, Blaser MJ, eds. Mandell, Douglas, & Bennett's Principles & Practice of Infectious Diseases, 9th ed. Elsevier；2019. p.2340-3.

2) Jensen JS. *Mycoplasma genitalium*：the aetiological agent of urethritis and other sexually transmitted diseases. J Eur Acad Dermatol Venereol. 2004；18：1-11.

3) Taylor-Robinson D, Jensen JS. *Mycoplasma genitalium*：from chrysalis to multicolored butter-fly. Clin Microbiol Rev. 2011；24：498-514.

4) 日本性感染症学会，編．性感染症 診断・治療ガイドライン 2020．診断と治療社；2020．

5) Lis R, Rowhani-Rahbar A, Manhart LE. *Mycoplasma genitalium* infection and female reproductive tract disease：a meta-analysis. Clin Infect Dis. 2015；61：418-26.

6) Ma C, Du J, Dou Y, et al. The associations of genital mycoplasmas with female infertility and adverse pregnancy outcomes：a systematic review and meta-analysis. Reprod Sci. 2021；28：3013-31.

7) Tantengco OAG, de Castro Silva M, Velayo CL. The role of genital mycoplasma infection in female infertility：a systematic review and meta-analysis. Am J Reprod Immunol. 2021；85：e13390.

8) 濱砂良一．性感染症としてのマイコプラズマ．モダンメディア．2020；66：281-8．

9) 性感染症の新しい遺伝子検査「コバス TV/MG」発売 体外診断用医薬品として国内初，また新

JCOPY 498-02158

規項目として 6 月 1 日付で保険適用．2022/6/8．https://www.roche-diagnostics.jp/ja/media/releases/2022_6_8.html?fbclid=IwAR0mFRa39ODLx4HODsG280LMIpuaYDasw-MtMazjsD_u8Y1AletVhFanFh8

10）日本性感染症学会 保険委員会．非淋菌性尿道炎の診断・治療の流れ．2022 年 9 月 29 日一部修正．http://jssti.umin.jp/pdf/hirinkinseinyoudouen_220929.pdf?fbclid=IwAR0u5ae5JtM5vnHuMQ9w1ziHcqa-pXgRVpG4XS_gDLPqUTjvwRtftjWpRFQ

11）Workowski KA, Bachmann LH, Chan PA, et al. Sexually transmitted infections treatment guidelines, 2021. MMWR Recomm Rep. 2021；70：1-187.

12）Jensen JS. Protocol for the detection of *Mycoplasma genitalium* by PCR from clinical specimens and subsequent detection of macrolide resistance-mediating mutations in region V of the 23S rRNA gene. Methods Mol Biol. 2012；903：129-39.

13）Lau A, Bradshaw CS, Lewis D, et al. The efficacy of azithromycin for the treatment of genital *Mycoplasma genitalium*：a systematic review and meta-analysis. Clin Infect Dis. 2015；61：1389-99.

14）Deguchi T, Ito S, Yasuda M, et al. Surveillance of the prevalence of macrolide and/or fluoroquinolone resistance-associated mutations in *Mycoplasma genitalium* in Japan. J Infect Chemother. 2018；24：861-7.

15）Unemo M, Salado-Rasmussen K, Hansen M, et al. Clinical and analytical evaluation of the new Aptima *Mycoplasma genitalium* assay, with data on *M. genitalium* prevalence and antimicrobial resistance in *M. genitalium* in Denmark, Norway and Sweden in 2016. Clin Microbiol Infect. 2018；24：533-9.

16）Kong FY, Tabrizi SN, Law M, et al. Azithromycin versus doxycycline for the treatment of genital chlamydia infection：a meta-analysis of randomized controlled trials. Clin Infect Dis. 2014；59：193-205.

17）Páez-Canro C, Alzate JP, González LM, et al. Antibiotics for treating urogenital *Chlamydia trachomatis* infection in men and non-pregnant women. Cochrane Database Syst Rev. 2019；1：CD010871.

18）Dombrowski JC, Wierzbicki MR, Newman LM, et al. Doxycycline versus azithromycin for the treatment of rectal *Chlamydia* in men who have sex with men：a randomized controlled trial. Clin Infect Dis. 2021；73：824-31.

19）Manhart LE, Jensen JS, Bradshaw CS, et al. Efficacy of antimicrobial therapy for *Mycoplasma genitalium* infections. Clin Infect Dis. 2015；61（Suppl 8）：S802-17.

20）Hamasuna R, Le PT, Kutsuna S, et al. Mutations in ParC and GyrA of moxifloxacin-resistant and susceptible *Mycoplasma genitalium* strains. PLoS One. 2018；13：e0198355.

21）Durukan D, Read TRH, Murray G, et al. Resistance-guided antimicrobial therapy using doxycycline—moxifloxacin and doxycycline—2.5 g azithromycin for the treatment of *Mycoplasma genitalium* infection：efficacy and tolerability. Clin Infect Dis. 2020；71：1461-8.

22）Durukan D, Doyle M, Murray G, et al. Doxycycline and sitafloxacin combination therapy for treating highly resistant *Mycoplasma genitalium*. Emerg Infect Dis. 2020；26：1870-4.

23）Bradshaw CS, Jensen JS, Waites KB. New horizons in *Mycoplasma genitalium* treatment. J

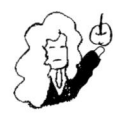

Infect Dis. 2017 ; 216（Suppl 2）: S412-9.

24) Jensen JS, Cusini M, Gomberg M, et al. 2016 European guideline on *Mycoplasma genitalium* infections. J Eur Acad Dermatol Venereol. 2016 ; 30 : 1650-6.

25) Yang L, Ke W. Azithromycin, minocycline, moxifloxacin and spectinomycin failure in a case with persistent *Mycoplasma genitalium* infection in Guangzhou, China. Int J STD AIDS. 2020 ; 31 : 1106-9.

26) Peterman TA, Tian LH, Metcalf CA, et al ; RESPECT-2 Study Group. High incidence of new sexually transmitted infections in the year following a sexually transmitted infection : a case for rescreening. Ann Intern Med. 2006 ; 145 : 564-72.

27) Silver BJ, Guy RJ, Kaldor JM, et al. *Trichomonas vaginalis* as a cause of perinatal morbidity : a systematic review and meta-analysis. Sex Transm Dis. 2014 ; 41 : 369-76.

JCOPY 498-02158

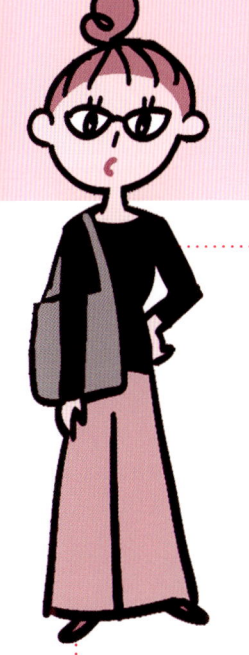

梅毒マスターへの道 ①
性感染症の疫学と梅毒

梅毒は *Treponema pallidum* による感染症で，主に性行為を介して皮膚や粘膜の小さな傷から菌体が侵入し，血行性に全身へ散布されることで全身にさまざまな症状を引き起こす性感染症である．梅毒といえば，日本では江戸時代の遊郭で流行したことが知られていることもあり，昔の病気では？　と思われがちだが，いやいや，現在に蘇った再興感染症としてその地位を確固たるものにしているのである．

そもそも 21 世紀は世界的な性感染症の再興を認めた年でもあった．先進国では，淋菌感染症，性器クラミジア感染症，梅毒が，特に men who has sex with men（MSM）の間で著明に増加した[1]（なかでも梅毒は，世界的にも MSM だけでなくヘテロセクシュアルの間でも増加した）．梅毒は，罹患したとしても適切な治療により完治しうる疾患だが，ときに眼梅毒や神経梅毒などで感染者の QOL を著しく低下させたり，先天梅毒による出生数減少や新生児合併症増加といった疾病負荷をもたらしたりと，公衆衛生の観点でも世界的な問題となっている[2]．そんな梅毒だが，ご多分に漏れず日本でもここ数年で急増している．過去を振り返ると，患者数は 1948 年以降大きく減少していたが，2010 年以降から増加傾向に転じ，2022 年時点で 13,221 人と，2010 年の 621 人から 20 倍以上に爆増しているのである[3]**図1**．

年代別でみると，女性は 20～30 代，男性は 20～50 代まで幅広く患者が発生しているが，男女ともに 10 代でも 60 代以降でも報告例があることがポイントである**図2**．年齢に関係なく，物理的にセックスが可能であれば性感染症に罹患しうることを示している．産婦人科界隈でよくいわれる「女性を見たら妊娠を疑え」は，性感染症界隈では「人を見たら性感染症を疑え」なのである．

さて，ここまで梅毒で盛り上がりまくってみたが，絶対数でみると最も多い性感染症は性器クラミジア感染症である．性器クラミジア感染症，淋菌感染症，性器ヘルペスなどは地方自治体が定めた定点報告機関からの報告だが，全数報告疾患である梅毒の報告数をはるかに上回っている **図3**.

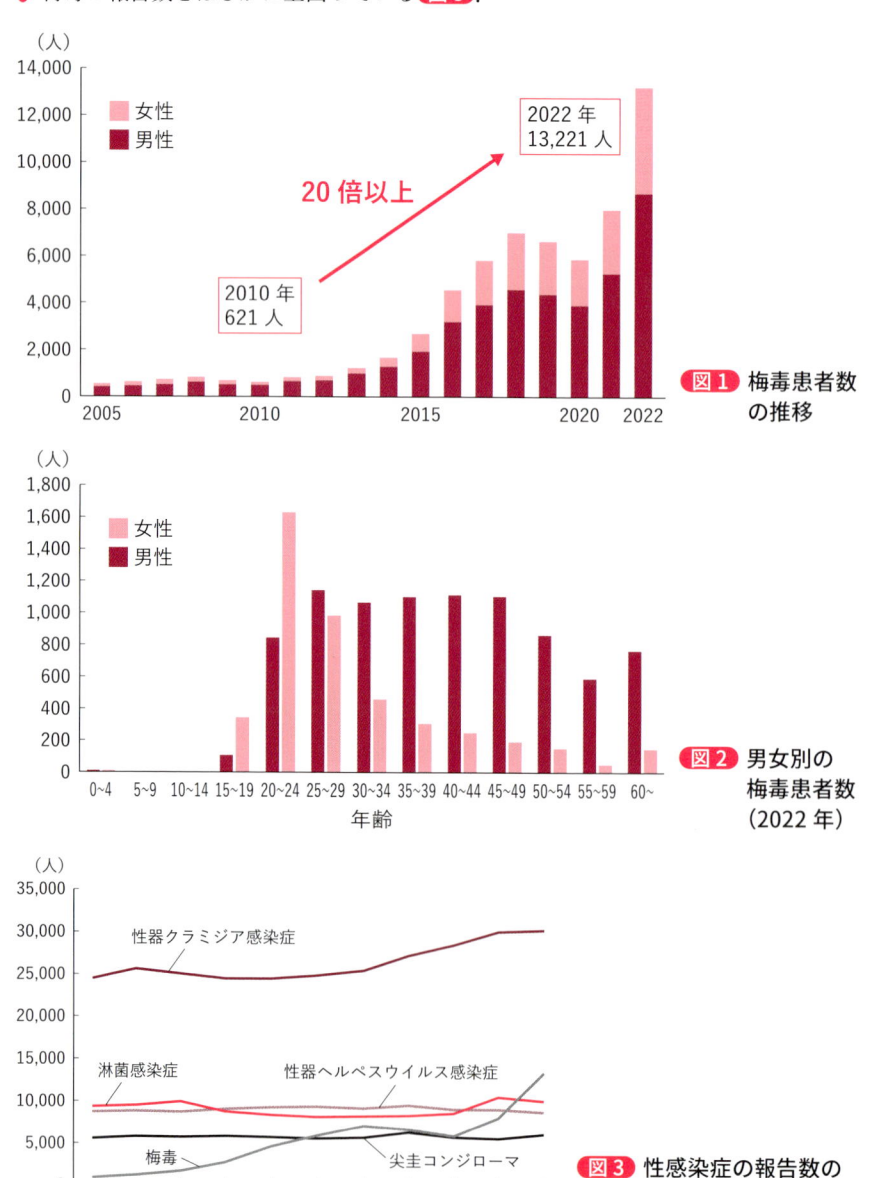

図1 梅毒患者数の推移

図2 男女別の梅毒患者数（2022 年）

図3 性感染症の報告数の推移（2012～2022 年）

JCOPY 498-02158

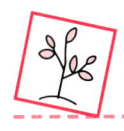

梅毒の報告数が増加した理由

◆人と人との接触機会の増加

　ではなぜこんなにも梅毒が増加したのか？　それはすなわち，人と人との接触機会が増えたことが1番の理由と考えてよいだろう．梅毒が性感染症である以上，そこには必ず人と人との接触が存在する．人と人との接触機会が増えた原因には複合的な要因が絡み合っていることは間違いないが，海外からの旅行者が増加したことやマッチングアプリの発達によって，以前なら接することのなかった相手との接触が増えたことは一因と考えられる．気軽に新たなパートナーと出会えるのはよいが，性交渉のパートナー数が増えれば増えるほど，当然性感染症の罹患リスクは増大する．また，*T. pallidum* は陰部皮膚の小さな傷からでも体内に侵入可能なため，コンドームだけでは感染を完全に防ぐことができないということも流行の一端を担っていると推測される（一方，淋菌・クラミジアや HIV は適切なコンドーム着用できわめて高い予防効果を示す）．他の性感染症が著明に増加している様子はなさそうなので，この梅毒の感染伝播の特性が流行に寄与した可能性は十分考えられる．

◆多彩な症状を呈するがゆえの診断遅延が流行に少なからず関与？

　以上のような感染機会の増加だけでなく，梅毒の多彩すぎる臨床症状が臨床医の判断を鈍らせ，診断遅延につながったことも遠因ではないかと考える．医師が梅毒患者の症状を診たときにタイムリーに梅毒と診断できないと，当然，診断がつくまでの間に他者に感染させる猶予を与えてしまうことになる．詳細は次回以降の Episode に譲るが，口唇ヘルペスにしかみえない1期梅毒，尋常性乾癬にしかみえない2期梅毒，意識変容で脳炎かと思ったら神経梅毒，などなど，梅毒はまあとにかく何でもアリなのである．

　よって臨床医は，適切な診断機会を逃さないためにも，梅毒があらゆる臨床徴候を呈しうることを認識しておかなければならない．

◆梅毒は全数報告疾患である

　逆に，梅毒の流行が臨床医への疾患概念の啓発を促す形になり，結果的に梅毒を

診断できる臨床医が増えた可能性や，梅毒が全数報告疾患であることが今一度医師に啓発され，今まで報告されなかったケースが報告されるようになったことなども，報告数の増加に寄与した可能性がある．

◆性の乱れ……だと？

なお，流行の原因を「若者の性の乱れや性活動の活発化」「性行動の多様化」といった意見で説明しようとする場面も見受けられるが，おそらくそれは今に始まったことではない．なぜなら，オーラルセックスやアナルセックスなど，現代で行われる多様な性行為のほとんどはすでに江戸時代でも行われていたし[4]，また，時代背景によって隆盛や衰退を繰り返しているものの，男性同士の性愛関係は戦国時代には「衆道」あるいは「義兄弟の契り」と呼ばれ，とりわけ武士の世界で流行していたことが知られている[5]．

一方で，インターネットの普及によって，今までなら自分や周りの友人が経験しない限り想像もできなかったようなプラクティス（特に感染リスクの高いプレイ）を気軽に視認できるようになったことは，個人の性行動の多様化を促し，少なからず梅毒の流行に影響したのかもしれない（※個人の感想です）．

以上のように，梅毒の流行にはさまざまな要因が考えられるが，私たち臨床医ができることは，梅毒患者を早期に診断し，早期に治療することで感染の連鎖を断つことである．加えて，忘れてはいけないのは，1人の性感染症患者を見つけたら，必ずもう1人以上の患者がいるはずなので，患者自身によく説明した上で，パートナーの検査・治療を積極的に勧めることである．

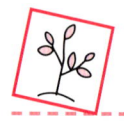

パートナー治療の現実

諸外国では，パートナーに匿名・無料で「性感染症の検査を受けよ！」という類のメッセージが届けられるシステムがあり，パートナー治療に積極的な国が多いが，日本では現場の努力（というか患者の努力）に任されており，性感染症患者の何割がパートナー治療まで完遂されたかは不明である．アメリカやオーストラリアでは，患者自身がパートナーに対して「あなた！ 性感染症に罹患しているかもし

れないよ！」と匿名・無料で知らせることができる Web サービス（in SPOT[6], Let Them Know[7]）もあるが，現時点でこれらは日本語に対応しておらず，また日本で同様のサービスは見受けられない．パートナー治療は流行抑制のキモだと考えられるため，簡便で，視認性・操作性に優れ，しかもオシャレでエモい，そんなアプリの開発が進むことを切に願う次第である．

梅毒が増えている．データを眺めていると，2020 年の報告数はいったんピークを超えたかのように減少傾向を示したが，これはおそらく新型コロナウイルスの大流行により保健所業務がきわめて圧迫されたため，単に保健所で検査された性感染症の数が少なかっただけ，という可能性が高い．

性感染症の流行制圧のためには目の前の患者の治療だけでなくパートナー治療が必要不可欠であることは言うまでもないが，そのためには私たち臨床医の現場での努力に加え，行政や非政府組織，民間組織とのパートナーシップの構築が重要である．

コロナ禍で性感染症は減ったのか？

2019 年に端を発した新型コロナウイルス感染症のパンデミックによって，人々は常時マスクを着用するようになり，ソーシャル・ディスタンスの掛け声のもと，人と人との接触を減らすようになった．その結果，2020 年には例年ではありえないくらいにインフルエンザの報告数が激減したことは記憶に新しい[8]．その他にも，A 群溶連菌感染症，マイコプラズマ感染症，風疹，流行性耳下腺炎など飛沫で感染するものは軒並み報告数が減少し，空気感染する水痘や麻疹の報告数も例年と比べ減少したのである．

では，性感染症はどうか？　残念ながら，性感染症は例年と比べても報告数の減少はみられなかった[9]．「飛沫どころか，あんなに濃厚に体液が混じり合うのに感染が怖くないのか！」と感じる読者もいらっしゃるかもしれないが，現実はそんなものである．性感染症のリスク因子として，パートナー数が多い，コンドームの不使用または不適切な使用，MSM，違法薬物注射などがあげられるが[10]，これらの因子は自身の性欲や性癖といった内的な要因だけでなく，貧困や社会的孤立といった外的なストレス

要因も大きく影響しているため，そもそも行動変容が容易ではない．たとえコロナ禍と言えど，いや，コロナ禍で大きなストレスにさらされたからこそ，性行動を控えるといった行動変容には至らなかったのではないかと個人的には推測している．

🔗 References

1) Williamson DA, Chen MY. Emerging and reemerging sexually transmitted infections. N Engl J Med. 2020；382：2023-32.
2) Wijesooriya NS, Rochat RW, Kamb ML, et al. Global burden of maternal and congenital syphilis in 2008 and 2012：a health systems modelling study. Lancet Glob Health. 2016；4：e525-33.
3) 厚生労働省．性感染症報告数 2004 年〜2019 年．https://www.mhlw.go.jp/topics/2005/04/tp0411-1.html
4) 永井義男．春画で見る江戸の性技．日本文芸社；2011．
5) 氏家幹人．武士道とエロス．講談社；2014．
6) Levine D, Woodruff AJ, Mocello AR, et al. inSPOT：the first online STD partner notification system using electronic postcards. PLoS Med. 2008；5：e213.
7) Htaik K, Fairley CK, Bilardi JE, et al. Evaluation of the online partner messaging service for sexually transmitted infections *Let Them Know*. Sex Transm Dis. 2022；49：12-4.
8) 国立感染症研究所．インフルエンザ過去 10 年間との比較グラフ（10/22 更新）．https://www.niid.go.jp/niid/ja/flu-m/813-idsc/map/130-flu-10year.html
9) 国立感染症研究所．性感染症定点．定点把握対象疾患．感染症サーベイランスの情報のまとめ・評価．https://www.niid.go.jp/niid/ja/idss.html
10) Workowski KA, Bachmann LH, Chan PA, et al. Sexually transmitted infections treatment guidelines, 2021. MMWR Recomm Rep. 2021；70：1-187.

JCOPY 498-02158

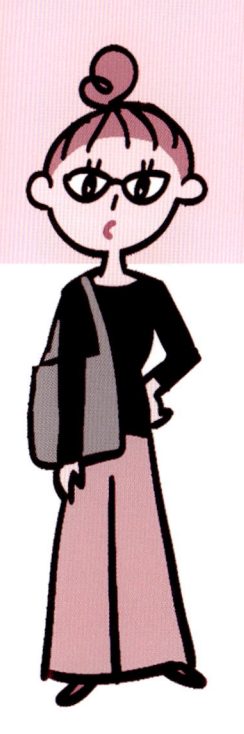

梅毒マスターへの道 ②
梅毒の臨床症状

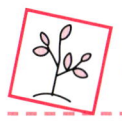

梅毒の自然経過 図1 [1]

　梅毒はいくつかの病期に沿った症状が出現することが特徴的だが，典型的な症状を呈することもあれば非典型的な症状に終始することもあり，ときに想起すること自体が困難な性感染症である（ただし，想起しさえすれば，診断は比較的容易である）．特に，HIV感染症を合併している梅毒では非典型的な経過になりやすいことが知られている[2]．

　梅毒の病期を理解する際には，まずは ①早期梅毒と後期梅毒に分けること，そして ②神経梅毒合併の有無に分けること，が第一歩である．「1期・2期・早期潜伏梅毒」を早期梅毒 early syphilis，「後期潜伏梅毒，感染時期不明の潜伏梅毒，3期梅毒」を後期梅毒 late syphilis と呼び，*T. pallidum* が中枢神経に浸潤した状態を神経梅毒 neurosyphilis と呼ぶ．

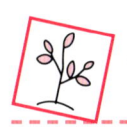

1期梅毒 primary syphilis

　梅毒に感染してから約2〜6週間で陰部に丘疹や潰瘍が出現する．この時期が1期梅毒である．通常は無痛性のため，患者自身も感染に気づかず，その結果さらなる感染伝播につながるリスクが高い時期でもある．なお，1期梅毒は粘膜の接触による局所感染であるため，オーラルセックスを介して口腔内症状も呈しうることは想像に難くない．口腔内病変は Mucous patch と呼ばれる扁平苔癬のような浅い潰瘍

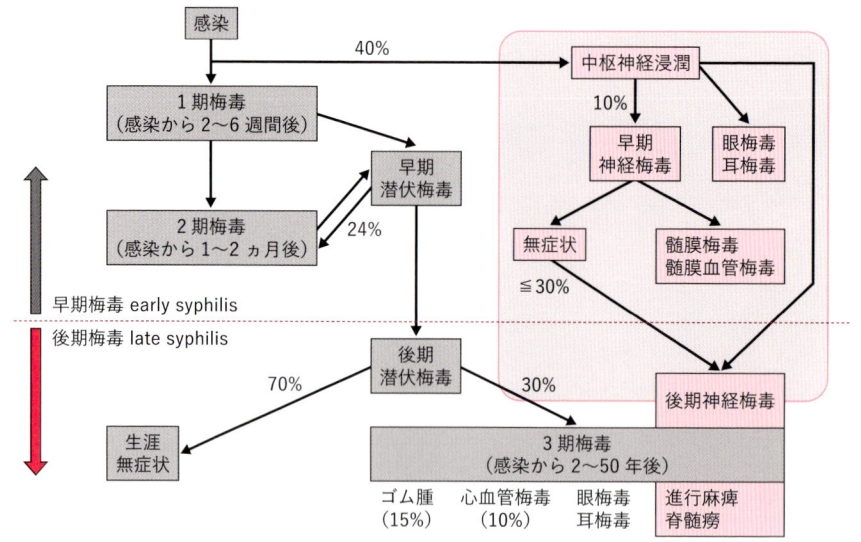

図1 梅毒の自然経過

(Ghanem KG, et al. N Engl J Med. 2020；382：845-54[1])を参考に作成)

性病変をきたすことが多く，陰部病変同様，通常は無痛性である．ただし，2期梅毒でも口腔内病変をきたすこともあり，さらにはその30%程度が有痛性ともいわれているため[3]，梅毒による口腔内病変が1期梅毒か2期梅毒かを完全に区別することは困難である（治療は同じなので厳密に鑑別する臨床的意義も乏しいが……）．なお，梅毒の口腔内病変のうち，結節性病変はきわめて稀とされているが，もちろん，舌に結節性病変をきたした2期梅毒の報告はある[4]．そう，やはり梅毒は何でもアリなのである．

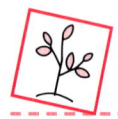

2期梅毒 secondary syphilis

1期梅毒の症状は治療を受けなくてもいったん自然に消失するが，未治療のままではその後2期梅毒として症状が再度出現してくる．最も特徴的な症状は皮疹であり，主に2期梅毒の95%以上でみられる．皮疹は，典型的には体幹・四肢近位部から左右対称に出現し，手掌・足底を含む全身に広がっていく[5]．痒みはないことが多いが，ときにひどい掻痒感を伴うこともある．性状は紅斑や丘疹が典型的だが，

JCOPY 498-02158

稀に膿疱や尋常性乾癬様の落屑を伴う皮疹を認めることがあるため，皮疹の性状のみでは梅毒と診断することも除外することも困難である．また，毛包を巻き込んだ場合，斑状の脱毛を生じることもある．まさに何でもアリである．

　上記に加え，2期梅毒は *T. pallidum* が血行性に全身に播種された状態なので，頭の先から足の先まで，あらゆる臓器症状を呈しうる．髄膜炎，ぶどう膜炎，肺結節，消化管病変，リンパ節腫脹，肝炎，腎炎，骨髄炎，関節炎など，とにかく何でもアリである．「原因不明の肝炎の原因が梅毒だった」「胃癌だと思って生検したら胃梅毒だった」「糸球体腎炎の原因が梅毒だった」といった症例報告は枚挙にいとまがない．これら梅毒による臓器病変を見逃さないコツは，①性感染症のリスクがあれば梅毒検査の閾値を下げる，②一般的な診療でも原因不明の症状があれば梅毒の可能性を考える，の2点に尽きる．繰り返しになるが，臨床症状のみで梅毒を診断することが困難でも，梅毒を想起しさえすれば，診断のための検査は簡便であるため，とにかく梅毒を鑑別の奥のほうに常に入れておくことが重要である．

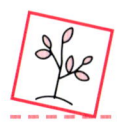

潜伏梅毒 latent syphilis

　潜伏梅毒は，梅毒感染から1年以内に診断された早期潜伏梅毒と，感染から1年以上経過した後期潜伏梅毒または感染時期が不明の梅毒に分けられる．1期および2期梅毒の症状は未治療でもいったんは消失してしまうため，それぞれの症状が軽度であれば感染したことに気づかないまま潜伏梅毒へと進展していく．潜伏梅毒は，梅毒の血清反応は陽性だが無症状であり，原則他者への感染性も有さないが，早期潜伏梅毒の約1/4で2期梅毒に移行すること，未治療のまま長期間経過すると後期潜伏梅毒から3期梅毒へと進展するリスクがあることから，治療のメリットはデメリットを大きく上回ると考えられる **図1**．

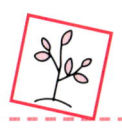

3期梅毒 tertiary syphilis

　3期梅毒は，感染から2～50年と，年単位の経過で梅毒の病状が進展し，ゴム腫と呼ばれる腫瘍性病変や，大動脈瘤などの心血管梅毒を引き起こす．抗菌薬治療へ

のアクセスがよく，また梅毒の診断が容易となった現代においては遭遇する機会は少ない．ただし，免疫不全者では年単位の経過といわず，より短期間で3期梅毒の症状を呈することもある．Tsuboi ら[6]は，CD4 count 565 cells/μL，HIV-RNA 量＜20 copies/mL とよくコントロールされた HIV 感染者で，梅毒感染からわずか5ヵ月後に中枢神経ゴム腫が生じた例を報告している．当時，筆者は「ふむふむ，やはり HIV 感染症があると，たとえしっかり ART（antiretroviral therapy）が入っていてもこんなことがあるんだなあ」くらいに思っていたが，その後，なんと HIV 感染がなくても梅毒に感染後5ヵ月あまりで中枢神経ゴム腫を発症した例（HIV 以外の免疫状態についての記載はないが，おそらくは免疫正常者と読み取れる）も報告されており[7]，もう，梅毒さん，何でもアリにもほどがありますよ，という気持ちである．なお，進行麻痺や脊髄癆もこの3期梅毒に含まれる．

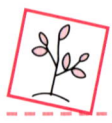 神経梅毒 neurosyphilis

　感染早期の神経梅毒の病態は，慢性髄膜炎に始まり，次第に髄膜血管梅毒（髄膜の小～中血管炎），進行麻痺，脊髄癆へと進行していく．慢性髄膜炎の臨床症状としては，頭痛や脳神経障害，視力障害や聴力障害，めまい，混迷，無気力，痙攣などであり，髄膜血管梅毒の症状としては脳梗塞，脳神経障害，脊髄炎などである[8]．眼梅毒や耳梅毒も神経梅毒として考える．眼病変ではぶどう膜炎が最も多く，白内障や緑内障，網膜剝離などさまざまな眼合併をきたしうる[9]．神経梅毒といえば3期梅毒の進行麻痺や脊髄癆のインパクトが強いが，梅毒の感染早期からでも起こりうるので，梅毒患者が中枢神経症状を呈した際には，病期にかかわらず髄液検査を行うべきである．早期梅毒における神経梅毒の割合は報告された年代や研究の背景によって多少のばらつきはあるが，おおむね数％程度と推定されている[10]．

　しつこいようだが，梅毒の臨床症状はとにかく何でもアリである．その点では，ある意味臨床医の腕試しにはもってこいの疾患だが，なんせ何でもありすぎて実際の臨床現場ではいまだに臨床医たちを困らせ続けているのも事実である．まずは典型的な症状経過を知ることは当然だが，非典型的な症状すべてを把握しておくことは不可能なので，どんな症状であれ，診断に苦慮したときは「もしかして……梅

JCOPY 498-02158

毒？」と思う姿勢が重要である.

陰部潰瘍の鑑別

　陰部潰瘍は性感染症の代表的な症状であり，まずは梅毒と性器ヘルペスの検索から進めるのが定石である．本書は性感染症がメインテーマなので性感染症ありきでことは進んでいっているが，実臨床では，目の前に現れた患者が性感染症とは限らないため，一般的な陰部潰瘍の鑑別疾患もある程度押さえておく必要がある 表1 [11]．性感染症以外の疾患が原因の場合，陰部潰瘍以外の臨床症状がヒントになることが多い．適切な診断のためには，陰部潰瘍のみに捉われず，臨床の基本に忠実に，詳細な病歴聴取と全身の身体診察を繰り返すことが重要である．なお，鼠径肉芽腫症，鼠径リンパ肉芽腫症，軟性下疳は国内での報告は稀であるため，アフリカやカリブ海といった熱帯・亜熱帯地域への渡航歴がなければあまり考えなくてよい．

表1 陰部潰瘍の原因

感染症	潜伏期間	初期症状	痛み	原因微生物
梅毒	約3週間	丘疹	なし	*Treponema pallidum*
性器ヘルペスウイルス感染症	2〜12日間	多発性の水疱・丘疹・膿疱	あり	*Herpes simplex virus*
軟性下疳	1〜14日間	多発性の丘疹・膿疱	あり	*Haemophilus ducreyi*
鼠径リンパ肉芽腫症	3日〜6週間	孤発性の小丘疹・膿疱・水疱	なし	*Chlamydia trachomatis*, serovars L1, L2, L3
鼠径肉芽腫症	1週間〜6ヵ月	小丘疹，皮下結節	なし	*Klebsiella granulomatis*

非感染症
クローン病，ベーチェット病，固定薬疹，尋常性乾癬，天疱瘡，類天疱瘡，癌，血液腫瘍，原因不明

(Carmine L. Curr Probl Pediatr Adolesc Health Care. 2020；50：100834[11])を参考に作成)

References

1) Ghanem KG, Ram S, Rice PA. The modern epidemic of syphilis. N Engl J Med. 2020；382：845–

54.
2) Kassutto S, Sax PE. HIV and syphilis coinfection：trends and interactions. AIDS Clin Care. 2003；15：9-15.
3) Leão JC, Gueiros LA, Porter SR. Oral manifestations of syphilis. Clinics (Sao Paulo). 2006；61：161-6.
4) Ziegler B, Booken N. Images in clinical medicine. Papulonodular syphilis. N Engl J Med. 2013；368：561.
5) Bernet JE, Dolin R, Blaser MJ. Mandell, Douglas, and Bennett's Principles and Practice of Infectious Diseases, 9th ed. Elsevier；2019.
6) Tsuboi M, Nishijima T, Teruya K, et al. Cerebral syphilitic gumma within 5 months of syphilis in HIV-infected patient. Emerg Infect Dis. 2016；22：1846-8.
7) Kodama T, Sato H, Osa M, et al. Cerebral syphilitic gumma in immunocompetent man, Japan. Emerg Infect Dis. 2018；24：395-6.
8) Ropper AH. Neurosyphilis. N Engl J Med. 2019；381：1358-63.
9) Singh AE. Ocular and neurosyphilis：epidemiology and approach to management. Curr Opin Infect Dis. 2020；33：66-72.
10) Tuddenham S, Ghanem KG. Neurosyphilis：knowledge gaps and controversies. Sex Transm Dis. 2018；45：147-51.
11) Carmine L. Genital ulcer disease—a review for primary care providers caring for adolescents. Curr Probl Pediatr Adolesc Health Care. 2020；50：100834.

JCOPY 498-02158

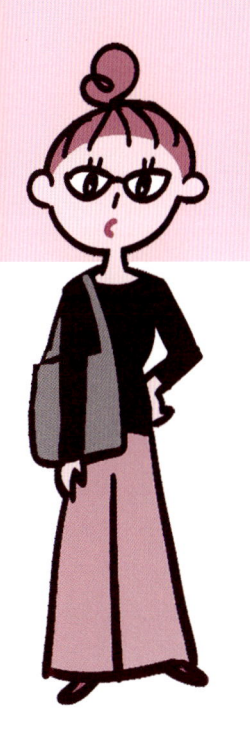

梅毒マスターへの道 ③
梅毒の検査（1）

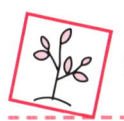 **梅毒の診断に必要な検査**

　さまざまな表情で私たち臨床医に混乱をもたらそうとする梅毒だが，疑いさえすれば検査による診断は比較的容易である．ただし，検査結果を正確に評価するためには多少の知識が必要であるため，ここで解説させていただく．まず，梅毒の検査は局所検体を用いた検査と，血液を用いた血清学的検査の2つに大別される．

◆顕微鏡検査

　局所の病変部から検体を採取し，暗視野顕微鏡を使用する方法，またはパーカーインク染色後に光顕微鏡を使用する方法などがある．菌体は1期梅毒の皮膚・粘膜病変や扁平コンジローマから検出されやすいが，そこで見えた *Treponema* が梅毒を起こす *T. pallidum* とは限らず，他の *Treponema* でも陽性になるため，状況によっては評価が難しくなる．また，設備の問題や技術的な問題もあり，日常診療で広く利用しやすいとは言い難い検査である．

◆PCR 検査

　上記と同様に，局所の検体を用いて PCR 検査を行うことで *T. pallidum* DNA を検出して診断する．1期梅毒では感度は 78.4〜89.1％，特異度は 93.1〜100％と比較的良好だが[1]，2期梅毒では特異度は 100％を維持するものの，感度が 50％と低下する[2]．さらに，検体の種類によっても感度・特異度の違いがあり，肛門病変や陰茎

の病変では感度が 90〜100％と高いが，口腔内病変や皮膚病変の感度は 35〜50％程度と低い．また，HIV 感染の有無では差を認めないと報告されている[2]．

　以上より，検体の種類によっては PCR 検査は梅毒診断に有用と考えられるが，現時点では保険適用はなく，こちらも日常診療には利用できない状況である．

◆血清学的検査

　これが，現在の梅毒診断の要である．梅毒の血清学的検査は，トレポネーマ検査と非トレポネーマ検査との組み合わせで判断することはすでにご存知の方も多いかと思われる．ところで，両者とも抗原を用いる検査なので過去の文献では「非トレポネーマ抗原検査・トレポネーマ抗原検査」と表記されることもあるが，実際に検出しているのは抗原に反応した「抗体」なので，梅毒の血清学的検査＝抗体検査である（実は筆者は，医師になって改めて勉強し直すまで，このややこしい違いをよくわかっていなかった）．トレポネーマ検査では *T. pallidum*（TP）を抗原とするため，そのまま TP 検査または TP 抗体検査と呼ぶことが多い．一方，非トレポネーマ検査は，*T. pallidum* そのものではなく，*T. pallidum* 自身または *T. pallidum* によって損傷を受けた細胞から放出される脂質物質（主にレクチン，コレステロール，カルジオリピンなど）に対して産生された非特異的な抗体を検出する検査である．*T. pallidum* に対する直接の抗体を検出しているわけではないため，非トレポネーマ検査（非 TP 検査）と呼ばれるわけである．そして，脂質抗原を用いた検査であるため脂質抗原試験とも呼ばれるが，そのわりには英語表記はなぜか Lipid Antigen Test（LAT）ではなく Serologic Test for Syphilis（STS）であり，日本語では梅毒血清反応と呼ばれてきた．読者のなかには，「梅毒血清反応なら Syphilitic Serological Reaction，すなわち SSR とちゃうんかい（ガチャの SSR やったら嬉しいけどな），なんで STS やねん！　ていうか，トレポネーマ検査のほうが直接 *T. pallidum* に反応する検査なんやから，そっちのほうこそ梅毒血清反応ちゃうんかい!?」と混乱した，いや，困惑した人もいるかもしれないが，大丈夫，私も同感である．

　これら互換性に乏しい言葉の乱立が，梅毒検査の理解を困難にしている要因の一つではないかと，筆者自身の経験を踏まえて強く思う 表1．

　なお，本邦で用いられる代表的な非 TP 検査は Rapid Plasma Reagin（RPR）だが，諸外国では Toluidine Red Unheated Serum Test（TRUST）や Venereal Disease Research Laboratory（VDRL）テストが用いられることもある．本邦でも以前に

JCOPY 498-02158

表1 梅毒検査の種類とその呼称

梅毒の検査	検査の呼称	
非 TP 検査	脂質抗原試験（STS）	RPR
		TRUST
		VDRL
TP 検査	蛍光抗体法	FTA-ABS
	凝集法	TPHA
		TPPA
		TPLA
	化学反応法	EIA，CIA，MBIA など

VDRL の変法であるガラス板法がよく利用されてきた歴史があるが，RPR 検査のほうが安価で簡便であるため，現在は RPR 検査が主流となっている．よって，以下，非 TP 検査は主に RPR について述べる．

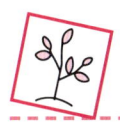

TP 検査と非 TP 検査の結果の解釈

TP 検査陽性は，現在，過去を問わず梅毒に罹患したことを表し，TP 検査と同時に RPR も陽性であれば治療が必要な梅毒と判断する **表2**．RPR 値は，以前は倍数

表2 非 TP 検査と TP 検査の結果の解釈

非 TP 検査	TP 検査	結果の解釈
－	－	①梅毒ではない ②梅毒感染の極初期
＋	－	①RPR 偽陽性 ②梅毒感染の初期
－	＋	①過去の梅毒感染歴（現在の活動性はない） ②TPHA 偽陽性 ③梅毒感染の初期（←NEW）
＋	＋	①現在の感染* ②梅毒治療中 ③両方とも偽陽性（稀）

*RPR は，倍数希釈法で 8 倍以上を治療対象とされるが，臨床症状が伴っていればその値に関係なく治療を検討してもよい．

希釈法（nの2乗で表記）が用いられてきたが，近年，自動化法（小数点第一位までの連続値で表記）が普及しつつあり，より精度の高い検査が可能となった．

　梅毒は，感染後にまず TP-IgM 抗体が出現し，次いで非 TP 検査の標的である脂質抗原 IgM 抗体，脂質抗原 IgG 抗体，最後に TP-IgG 抗体が出現してくる[3,4]．

　本邦で今まで普及していた TPHA 法では初期の TP-IgM の検出ができなかったため，梅毒感染早期ではまず RRP が陽性となり，遅れて TPHA が陽性となると理解されてきた．ところが，近年ではより早期に TP 特異抗体が検出できるラテックス凝集法による試薬が開発されたため，TP-IgM を最初に検出することが可能となった．すなわち，以前は梅毒感染初期といえば「RPR のみ陽性で TP 検査陰性」だったが，現在では「RPR 陰性で TP 検査のみ陽性」でも梅毒初期の可能性を考えなければならないのである．とはいえ，いつもの臨床の基本通りに，検査結果のみで判断せず臨床症状ありきで総合的に判断すればそう大きなエラーにはつながらないと思われる．

　なお，1期梅毒のさらに初期では，TP-IgM すら産生されておらず，血清学的検査がすべて陰性のことがある．その場合は1ヵ月後の再検査が勧められているが，もし1期梅毒に矛盾しない臨床症状と1期梅毒の潜伏期間内での性交渉歴があれば，患者に説明の上，治療開始してしまうという選択も許容される．

　梅毒の血清学的検査が偽陰性になる要因は，この感染初期の状態と，後述するプロゾーン現象が主な原因である．なお2期梅毒では，通常血清学的検査はほぼ100%陽性になるため，陰性であればまず否定できる．

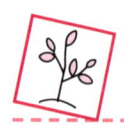 プロゾーン現象 Prozone phenomenon とは

　抗原抗体反応において，抗原・抗体のいずれかが過剰になると，かえって反応が抑制される現象を地帯現象 zone phenomenon と呼ぶ．抗体過剰による抑制現象を前地帯現象 prozone phenomenon，抗原過剰による抑制現象を後地帯現象 postzone phenomenon と呼ぶが，一般的には両者ともプロゾーン現象と呼ばれることが多い．

　プロゾーン現象はなにも梅毒に限った話ではないが，梅毒の場合，*T. pallidum* に対する抗体が過剰に産生されることで検査結果が本来の測定値よりも低い，または陰性になる現象を指す（特に非 TP 検査で頻度が高く，RPR よりも VDRL のほう

が頻度が高い）．抗原量の多い時期である 1 期・2 期梅毒でよくみられるが，神経梅毒や妊婦梅毒でもプロゾーン現象のリスクが高まる[5]．よって，梅毒に矛盾しない症状がみられるにもかかわらず梅毒の血清学的検査の結果が低値の場合には，そこで立ち止まらずに元の検体を希釈して再検するべきなのである．だったら，そもそも最初から希釈して検査すればよいのでは？　と思うかもしれないが，プロゾーン現象の頻度は全体では 0.85％未満と非常に稀であり[6]，すべての患者に対して一律に一手間かけた検体希釈をするのは非効率的である．

　ただ，私見ではあるが，妊婦梅毒に関しては，先天梅毒という重大なリスクを考慮すると，梅毒報告数の高い地域での妊婦に対してはルーチンで希釈血清を用いた検査を推奨してもよいのかもしれない．

　なお，一般にプロゾーン現象は高い抗体価の場合に起こると考えられているが，Liu ら[5]はプロゾーン現象を認めたうち 1/3 が RPR≦16 倍だったと報告しており，抗体量以外のなんらかの機序もあるのではないかと考察されている．

　以上のように，梅毒の血清学的検査は現代において広く利用されており，梅毒診断にはなくてはならない検査である．だが，優れた汎用性とは裏腹に，その解釈は思った以上に深い．深すぎて 1 話分のページ数では全然語り尽くせなかったため，次回以降の Episode でもしばらく梅毒の話を続けさせていただくこととする．

References

1) Luo Y, Xie Y, Xiao Y. Laboratory diagnostic tools for syphilis：current status and future prospects. Front Cell Infect Microbiol. 2021；10：574806.

2) Shields M, Guy RJ, Jeoffreys NJ, et al. A longitudinal evaluation of *Treponema pallidum* PCR testing in early syphilis. BMC Infect Dis. 2012；12：353.

3) Peeling RW, Mabey D, Kamb ML, et al. Syphilis. Nat Rev Dis Primer. 2017；3：17073.

4) 津上久弥．梅毒血清反応検査と治癒判定の問題．皮膚．1982；24：11-8.

5) Liu LL, Lin LR, Tong ML, et al. Incidence and risk factors for the prozone phenomenon in serologic testing for syphilis in a large cohort. Clin Infect Dis. 2014；59：384-9.

6) Tuddenham S, Katz SS, Ghanem KG. Syphilis laboratory guidelines：performance characteristics of nontreponemal antibody tests. Clin Infect Dis. 2020；71（Suppl 1）：S21-42.

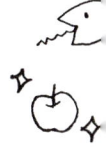

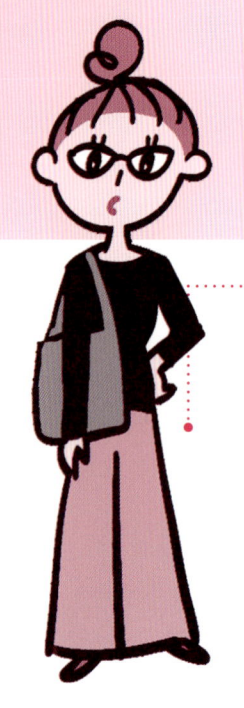

梅毒マスターへの道 ④
梅毒の検査（2）

前回の Episode では梅毒の検査についての総論と，血清学的検査の解釈について主に概説した．今回はその血清学的検査を使いこなすために，さらに深掘りしていこうと思う．

非トレポネーマ検査の感度・特異度について

非トレポネーマ（TP）検査の感度は，1期梅毒で62〜78%，2期梅毒でほぼ100%，早期潜伏梅毒85〜100%，3期梅毒で47〜64%と病期によって異なる[1] **表1**．世界的には，Rapid Plasma Reagin（RPR），Toluidine Red Unheated Serum Test（TRUST），Venereal Disease Research Laboratory（VDRL）test と3つの検査方法が主に用いられている

表1 血清非トレポネーマ検査の病期別の感度

病期	検査の種類	感度
1期梅毒	RPR	62.5〜76.1%
	VDRL	62.5〜78.4%
2期梅毒	RPR	100%
	VDRL	100%
早期潜伏梅毒	VDRL	85〜100%
後期潜伏梅毒	RPR	61%
	VDRL	64%
3期梅毒	VDRL	47〜64%

（Tuddenham S, et al. Clin Infect Dis. 2020；71（Suppl 1）：S21-42[1]）

JCOPY 498-02158

表2 非 TP 検査，TP 検査の偽陽性

非 TP 検査の偽陽性
加齢，妊娠，細菌性心内膜炎，ブルセラ症，軟性下疳，水痘，薬物依存症，肝炎，特発性血小板減少性紫斑病，ワクチン接種，免疫グロブリン異常，伝染性単核球症，静注薬使用者，ハンセン病，鼠径リンパ肉芽腫症，悪性腫瘍，麻疹，流行性耳下腺炎，肺炎球菌肺炎，ウイルス性肺炎，結節性多発動脈炎，関節リウマチ，リウマチ性心疾患，リケッチア，SLE，甲状腺炎，結核，潰瘍性大腸炎，血管炎，ピンタ，Yaws

TP 検査の偽陽性
加齢，妊娠，ブルセラ症，肝硬変，薬物依存症，陰部ヘルペス，高グロブリン血症，ワクチン接種，伝染性単核球症，レプトスピラ症，ハンセン病，ライム病，回帰熱，マラリア，強皮症，SLE，甲状腺炎，ピンタ，Yaws

(Ratnam S. Can J Infect Dis Med Microbiol. 2005；16：45-51[3])

が，本邦でよく用いられているのは RPR である．

　非 TP 検査の特異度はかなり高いと考えてよいが，2～5％程度で偽陽性が起こりうる[2]．その割合は研究に組み入れられた患者の背景も影響するが，実にさまざまな要因で偽陽性となるため**表2**，基本的には基礎疾患や臨床症状などの情報をもとに総合的に判断する必要がある．加齢により偽陽性が起こりうるので，原則，梅毒の臨床症状がない高齢者に対して梅毒の検査を行うべきではない．梅毒を疑う症状がまったくないにもかかわらず，入院時に全例で梅毒検査がなされている場面にもいまだに遭遇するが，基本的には不要である．稀に認知機能低下の背景に神経梅毒が隠れていることがあるので，新規の認知症に対しては梅毒の症状と考えて検査対象としてもよい．まったくの無症状でも，同時に TP 検査も陽性なら潜伏梅毒の可能性があるではないか，とのご意見はまさにその通りであり，年齢にかかわらず性感染症の可能性を考えるその姿勢は賞賛に値する．その場合は，1～2 年以内くらいに梅毒に罹患しうる接触（不特定のパートナーとのセックス）があれば潜伏梅毒の可能性ありと考えればよい．潜伏梅毒かどうか迷った際には，患者と相談し，治療するかどうかを決定する．治療の副作用は治療しなかった場合のリスクを下回ることが多いので，筆者は，治療の閾値は低めで説明している．なお，偽陽性の 90％が RPR 8 倍以下との報告もあり，判断の一助となる[3]．

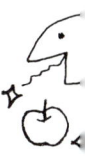

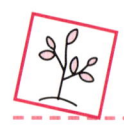

トレポネーマ検査の感度・特異度について

　TP 検査の感度・特異度も病期によって異なるが，多種多様な検査試薬が開発されており，それら試薬による違いも考慮する必要がある[4]　表3 ．従来は動物の赤血球を用いた TPHA（*T. pallidum* hemagglutination）法やゼラチン粒子を用いた TPPA（*T. pallidum* particle agglutination）法などが用いられていた．現在は自動分析装置に応用可能なラテックス凝集試薬〔TPLA（*T. pallidum* latex agglutination）法で使用〕，化学発光シグナルを測定する試薬〔化学発光免疫測定法 chemiluminescent immunoassay（CLIA），化学発光酵素免疫測定法 chamiluminescent enzyme immunoassay（CLEIA）などで使用〕，ウサギの睾丸で培養された精製 TP 天然抗原を用いる試薬，TP が有する特定のリコンビナント抗原を用いる試薬など，さまざまな検査試薬が臨床応用されている．

　これらの TP 検査方法のうち，FTA-ABS は感度の低さや，測定方法が目視であったり顕微鏡を要したりと，手技の煩雑さから本邦では一般にはあまり用いられない．TPHA，TPPA 法も長らく利用されてきたが，近年は自動化法の TPLA 法が主

表3 血清トレポネーマ検査の病期別の感度（割合，95%CI）

アッセイ	1期梅毒	2期梅毒	早期潜伏梅毒	後期潜伏梅毒
FTA-ABS	78.2% (65.0-88.2)	92.8% (85.7-97.0)	100% (90.7-100)	92.6% (83.7-97.6)
TP-PA	94.5% (84.9-98.9)	100% (96.2-100)	100% (90.7-100)	86.8% (76.4-93.8)
Centaur CIA	94.5% (84.9-98.9)	100% (96.2-100)	100% (90.7-100)	94.1% (85.6-98.4)
TrepSure EIA	94.5% (84.9-98.9)	100% (96.2-100)	100% (90.7-100)	98.5% (92.1-99.9)
LIAISON CIA	96.4% (94.5-98.2)	100% (96.2-100)	97.6% (87.4-99.9)	92.6% (83.7-97.6)
Bioplex MBIA	96.4% (94.5-98.2)	100% (96.2-100)	95.1% (83.8-99.4)	94.1% (85.6-98.4)
INNO-LIA	96.4% (94.5-98.2)	100% (96.2-100)	100% (90.7-100)	91.1% (81.7-96.7)

なお，筆者の勤務する病院では全自動 CLEIA を用いたルミパルスプレスト® を使用している．
(Park IU, et al. Clin Infect Dis. 2019 ; 68 : 913-8[4])

流になりつつある.

なお，非 TP 検査よりは頻度が低いものの，TP 検査でも偽陽性は起こりうる **表2**.

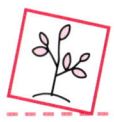

治療効果判定としての血清学的検査

梅毒の治療後は，非 TP 検査，TP 検査ともにその値は低下していく．ただし，治療効果判定として主に用いるのは，現在感染している *T. pallidum* の活動性を反映する非 TP 検査（本邦では主に RPR）である．活動性を反映するので，新規感染や再感染の有無にも利用できる．実際には TP 検査の値も低下するが，いったん陽性になると生涯陽性が持続し陰性化しないため，治療効果判定には使用しない **図1**.

従来，治療前 RPR が治療開始から 6〜12 ヵ月後に 4 倍以上低下した場合に治療成功と考えられてきたが，本邦の梅毒診療ガイドでは，自動化法を用いた場合は検査の精度が高くなったことを踏まえ，治療前 RPR が治療後に 1/2 以上低下すれば治療成功と見なしてよいとしている[5]（特に根拠となる文献は提示されていないが，本邦から発表された梅毒に対するアモキシシリン内服による治療効果をみた研究で

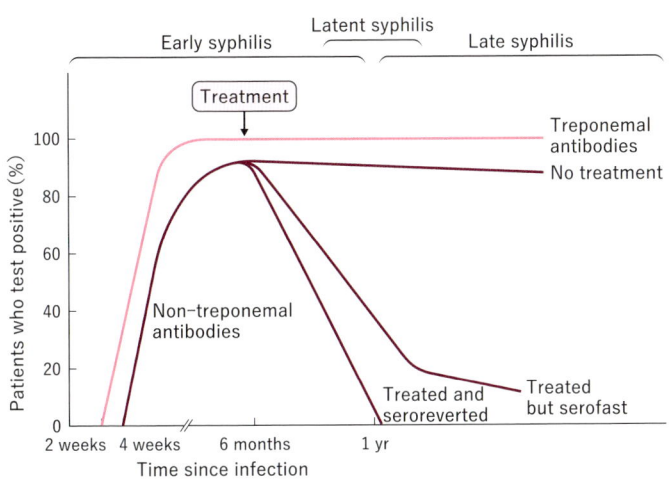

図1 梅毒の血清学的検査陽性率の推移
（Peeling RW, et al. Nat Rev Dis Primer. 2017；3：17073[2] より許諾を得て転載）

は，治療開始から 3 ヵ月以内に自動化法で前値の 1/2 以下に低下した例は，その後全例で治癒判定に至っていた[6]）．また，本邦から発表された HIV 感染合併患者における，倍数希釈法と自動化法を比較した研究では，自動化法の RPR≧6 RU が倍数希釈法の RPR≧1：8 に相当すること，治療開始後の効果判定は倍数希釈法でも自動化法でも治療開始前の値から 4 倍以上に低下することを目標にしてよいことが示されている[7]．

　RPR が治療前値から低下しなかったり，低下してもその後再度 4 倍以上上昇するようであれば，再感染または再発を考える．なお，若年，過去 6 ヵ月以内のパートナーが少ない，治療開始前の RPR 値が高い，治療後に Jarisch Herxheimer 反応が生じた例などではむしろ治療成功率が高い[8]．

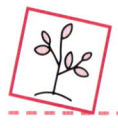 "Serofast" とは

　治療により RPR が低下するものの，その程度が 4 倍未満で低力価の陽性が維持されることを "serofast" と呼ぶ．Seña ら[8]の報告によると，早期梅毒における治療開始 6 ヵ月時点での "serofast" の割合は約 21%であり，ペニシリン，ドキシサイクリン，アジスロマイシンなど，抗菌薬の種類による差は認めなかった．1 期梅毒や 2 期梅毒と比べると，早期潜伏梅毒で有意に "serofast" の割合は低かった．

　RPR が完全に正常化または低値で安定するには 1～2 年かかることもあるので，実臨床においては，まずは完全な陰性化を目指すのではなく，治療前値から 4 倍以上低下することを目指すことが一般的である．ただし，そんななかで上記の "serofast" が続いてしまうと，臨床医としては再治療すべきか，このまま経過観察でよいのか，大いに悩むところである．筆者は悩んだら，再治療した場合と経過観察した場合とに起こりうる未来を十分説明し，どちらの方針にするかは患者の希望を優先して決定している．

　Zheng ら[9]は，serofast の検体のうち約 9.6%が非 Treponema IgM 抗体陽性で，そのなかで神経梅毒や心血管梅毒へと進展した例を報告しており，今後は serofast でかつ Treponema IgM 抗体陽性例では積極的に再治療を促す，という戦略が採用されるのかもしれない．

JCOPY 498-02158

　梅毒の検査は，オーダーするのは簡単だが解釈するのはややこしい．読者の皆さんのなかには，もう噴門を越えそうな勢いでお腹いっぱいという方もいるかもしれないが，次回の神経梅毒で梅毒の検査についての項は終わりなので，今しばらくだけお付き合いいただけたら幸いである．

References

1) Tuddenham S, Katz SS, Ghanem KG. Syphilis laboratory guidelines：performance characteristics of nontreponemal antibody tests. Clin Infect Dis. 2020；71（Suppl 1）：S21-42.

2) Peeling RW, Mabey D, Kamb ML, et al. Syphilis. Nat Rev Dis Primer. 2017；3：17073.

3) Ratnam S. The laboratory diagnosis of syphilis. Can J Infect Dis Med Microbiol. 2005；16：45-51.

4) Park IU, Fakile YF, Chow JM, et al. Performance of treponemal tests for the diagnosis of syphilis. Clin Infect Dis. 2019；68：913-8.

5) 日本皮膚科学会. 梅毒診療ガイド. https://www.dermatol.or.jp/modules/news/index.php?content_id=532

6) Ikeuchi K, Fukushima K, Tanaka M, et al. Clinical efficacy and tolerability of 1.5 g/day oral amoxicillin therapy without probenecid for the treatment of syphilis. Sex Transm Infect. 2022；98：173-7.

7) Tsuboi M, Nishijima T, Aoki T, et al. Usefulness of automated latex turbidimetric rapid plasma reagin test for diagnosis and evaluation of treatment response in syphilis in comparison with manual card test：a prospective cohort study. J Clin Microbiol. 2018；56：e01003-18.

8) Seña AC, Wolff M, Martin DH, et al. Predictors of serological cure and serofast state after treatment in HIV-negative persons with early syphilis. Clin Infect Dis. 2011；53：1092-9.

9) Zheng YW, Chen H, Shen X, et al. Evaluation of the nontreponemal IgM antibodies in syphilis serofast patients：a new serologic marker for active syphilis. Clin Chim Acta. 2021；523：196-200.

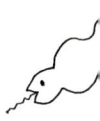

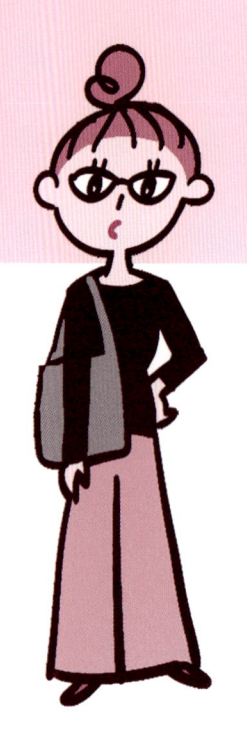

梅毒マスターへの道 ⑤
梅毒の検査 (3)

気がつけば梅毒の検査だけですでに 3 回分の Episode が経過してしまった. 今回は, 神経梅毒の検査について, である.

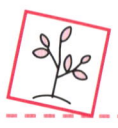 **神経梅毒を疑うには**

T. pallidum が中枢神経に感染した状態を神経梅毒と呼ぶ. 通常, 神経梅毒は「梅毒血清学的検査陽性＋神経症状」の組み合わせで疑うが, 神経疾患に占める梅毒の割合は多くない. 一方で, 神経梅毒と診断できれば適切な治療により症状改善が期待できるので, 診断のタイミングを逃したくない疾患でもある.

早期梅毒, 後期梅毒のいずれの期間でも神経梅毒は発症しうるが, 米国のデータでは, 早期梅毒のおよそ 1.8％で神経梅毒がみられるとされており, 特に HIV 感染症を合併している場合は神経梅毒の合併率が約 2 倍だったと報告されている[1]. さらに, HIV 感染症を有する患者のなかでは CD4 陽性リンパ球＜350cells/μL または ART を受けていない患者, RPR≧32 倍の患者で神経梅毒のリスクが高いとされており[2,3], これらの患者ではより一層慎重に中枢神経症状の有無について観察する必要がある.

神経梅毒の症状は, 頭痛やめまい, 無気力といった非特異的な症状から, 脳梗塞, 脳神経障害, 脊髄炎といった派手な所見までさまざまであり, 特異的な症状というものは存在しない. 見逃し防止のリスクヘッジとしては, 新たな神経症状を診た際には念のため梅毒を鑑別の片隅に入れておくことが重要である. 特に, 性的活動期にある人の新たな神経症状に対しては, 積極的に神経梅毒の可能性を考えてよい.

JCOPY 498-02158

眼梅毒について

　眼梅毒は「梅毒血清学的検査陽性＋眼症状」の組み合わせで疑う．眼梅毒は全例，神経梅毒として治療すべき疾患である．臨床症状ではぶどう膜炎が最も多く，前部・中間部・後部のいずれも障害しうる．さらに，間質性角膜炎，白内障，高眼圧症または緑内障，嚢胞性黄斑浮腫，視神経萎縮，網膜剥離，網膜主要血管の閉塞および脈絡膜新生血管など，幅広い合併症が報告されており[4]，ここでもいつもの梅毒なんでもアリ感が伝わってくる．眼症状が存在しているにもかかわらず患者自身が特に気にしていないこともあるが，眼梅毒は長期にわたる視力低下を引き起こす可能性があるため，梅毒と診断した際には，眼症状の合併についても注意深く問診することが薦められる．

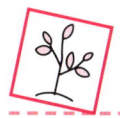

耳梅毒について

　耳梅毒＝神経梅毒ではないが，耳梅毒の一部で髄液検査異常を伴うことが報告されており，神経梅毒の合併と考えられている．Yimtae ら[5]の報告では耳梅毒のうち髄液検査の異常を伴ったのはわずか5.4％だったが，すべての患者で髄液検査がなされたわけではないため，結論は不明のままである．

　耳梅毒の臨床像は，90％で難聴，73％で耳鳴り，53％で回転性めまいを認めるが[5]，耳鳴りやめまいはメニエール病や他の前庭疾患に類似し，難聴は片側のことも両側のこともあり，さらに発症様式も突発性難聴のように突然発症のこともあり，急速に進行して永続的な難聴を引き起こすこともあるなど，実にさまざまである[6]．耳梅毒の病初期には *T. pallidum* が内耳の外リンパに直接侵入して骨迷路に限定した炎症を引き起こすが，この段階では髄液検査は正常である．一方，髄液およびくも膜下腔を通って蝸牛水管を介して内耳の外リンパに *T. pallidum* が感染した場合は，髄液検査で異常をきたしうるため[6]，そのときは神経梅毒として治療することが推奨される．

　ううむ，ややこしい…….「とにかく何でもアリ」なのが，この梅毒という疾患なのである．

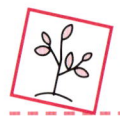

神経梅毒の診断

　T. pallidum が中枢神経に浸潤している所見を証明するには，顕微鏡検査や PCR 検査などが有用だが，これらの検査は侵襲性や利便性の面から利用しづらく，現在のところ髄液に対して血清学的検査を行うことが診断の中心となっている．髄液検査では，一般に非トレポネーマ（TP）検査よりも TP 検査のほうが感度も特異度も高い傾向にある．また，神経梅毒では高率に髄液中の白血球増多と蛋白上昇を伴うが，HIV 感染症を伴う場合，特に未治療の場合はそもそも HIV 感染症自体で髄液白血球や蛋白が上昇するため[7]，その特異性が弱まることは知っておきたい．

　神経梅毒では，感染から約 2 週間後に血清 VDRL（or RPR）が反応し，そこからさらに 2 週間後に血清および髄液中の FTA–ABS（おそらく TPHA, TPLA なども）値が上昇してくる．さらに 2 週間後，髄液中の VDRL（おそらく RPR も）が陽性になりはじめる **表1**[8]．時が経つにつれ，血清および髄液中の VDRL（RPR）の陽性割合は低下していくが，血清および髄液中の FTA–ABS（TPHA や TPLA も）は数十年にわたり陽性が持続する．髄液 VDRL は，特異度は高いが感度が低いため，陰性でも神経梅毒は否定できないことになる．本邦では VDRL は利用できないため RPR で測定するが，髄液 RPR は髄液 VDRL と比べて感度 75%，特異度 99% と遜色ないとの報告もあれば[9]，特異度は VDRL と遜色ないものの，感度 50〜60% 程度

表1 神経梅毒の診断に対する TP 検査，非 TP 検査，髄液検査異常の感度・特異度

検査	感度		特異度
	早期神経梅毒	後期神経梅毒 （症候性）	後期神経梅毒 （症候性）
血清学的検査			
血清 VDRL，RPR	100%	50〜75%	90%
髄液 VDRL	75%	30〜70%	100%
血清 FTA–ABS，TPHA	100%	約 96%	約 60%
髄液 FTA–ABS	100%	約 99%	約 50〜70%
髄液検査			
白血球数＞5〜10/mm^3	100%	95%	約 97%
蛋白＞45 mg/dL	90%	95%	＜50%

（Ropper AH. N Engl J Med. 2019；381：1358-63[8]）

JCOPY 498-02158

と低かったと報告しているものもある[10].

　以上で梅毒の検査三部作も終了である．いろいろと述べてきたが，結局は梅毒の可能性を想起できるかどうかが最も重要であり，次に検査の解釈ができること，そして髄液検査に進むべきかどうかを判断できることが重要である．神経梅毒に限らず，原因不明の○○を診た際には，いつも心のなかに「まさか……梅毒？」という気持ちをお持ちいただければ幸いである．

梅毒の啓発

　2025 年現在，梅毒の報告数の増加が止まらない．感染伝播に寄与する主な理由の一つに，自身の感染に気づいていない人の存在があげられる．たとえば，陰部に硬結や潰瘍といった 1 期梅毒の症状が出現していたとしても，痛みなどの自覚症状がない場合や，症状が軽微であるため梅毒と思わなかった場合などでは，意図せず他人に梅毒を感染させている可能性がある．そしてここにマッチングアプリなどを通じて不特定多数と交わりあう状況が加わると，爆発的に感染が広がっていく構図が完成する．人間の日常的な活動の 1 つであるセックスを介して感染する以上，完全な予防策はセックスをしないことだが，そんなことはリアルワールドでは実現不可能である．コマーシャルセックスワーカー（CSW）はセックスそのものが金銭の対価であり，症状があろうとなかろうと，やむなく性的活動を続けざるを得ないこともある．そもそも，世の中で CSW のニーズがある以上，セックスの機会を全体的に減らすという取り組みはおそらくうまく機能しないであろう．であれば，少しでも早期発見につながるよう梅毒の症状を啓発し，一人でも多くの人が自分の症状に興味を持ち，検査を受けてみようと思える取り組みを推進していくほうが感染予防に効果的と考えられる．すでに全国各地の保健所では，梅毒や HIV の検査が無料・匿名で受けられる体制が整っているので，一般市民へのさらなる啓発が望まれる．実際のところ，梅毒だけではなくクラミジアや淋菌，ヘルペスといったその他の性感染症も予防が重要であり，厚生労働省も性感染症に関するキャッチーなポスターを次々と展開している[11].

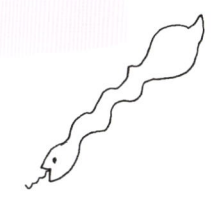

一方で，もっと日常的なツールで啓発する手段として，日本が世界に誇る文化である MANGA を利用することも有効と考える．梅毒についての情報や臨場感がより正確に書かれた文献として，私は『JIN―仁―』（集英社）と『コウノドリ』（講談社）を推奨したい．特に『コウノドリ』については，梅毒患者が急増したことを背景に 2018 年 12 月に梅毒エピソード全 4 話が緊急無料公開されたことが記憶に新しい[12]．私も今回の原稿執筆に際して，性に関するさまざまな MANGA 文献を検索したが，最近では性感染症に関するショートエピソードを紹介するネットマンガも増加傾向で，大変勉強になった．読者の皆様にも，一般の人々がどのような情報にアクセスしているのか，サブカルチャーの面から一度覗いてみることをお勧めする．ただし，性に関する記事を検索しすぎたせいか，私のスマホ画面に「あなたへのおすすめ」という謳い文句とともに，検索した覚えのない官能的なサイトやいわゆるエロ漫画サイトに誘導するような広告が頻繁に上がってくるようになってしまった．読者の皆様もこの点には十分注意されたい．

References

1) de Voux A, Kidd S, Torrone EA. Reported cases of neurosyphilis among early syphilis cases—United States, 2009 to 2015. Sex Transm Dis. 2018；45：39-41.

2) Marra CM, Maxwell CL, Smith SL, et al. Cerebrospinal fluid abnormalities in patients with syphilis：association with clinical and laboratory features. J Infect Dis. 2004；189：369-76.

3) Ghanem KG, Moore RD, Rompalo AM, et al. Neurosyphilis in a clinical cohort of HIV-1-infected patients. AIDS. 2008；22：1145-51.

4) Singh AE. Ocular and neurosyphilis：epidemiology and approach to management. Curr Opin Infect Dis. 2020；33：66-72.

5) Yimtae K, Srirompotong S, Lertsukprasert K. Otosyphilis：a review of 85 cases. Otolaryngol Head Neck Surg. 2007；136：67-71.

6) Ramchandani MS, Litvack JR, Marra CM. Otosyphilis：a review of the literature. Sex Transm Dis. 2020；47：296-300.

7) Marra CM, Maxwell CL, Collier AC, et al. Interpreting cerebrospinal fluid pleocytosis in HIV in the era of potent antiretroviral therapy. BMC Infect Dis. 2007；7：37.

8) Ropper AH. Neurosyphilis. N Engl J Med. 2019；381：1358-63.

9) Castro R, Prieto ES, da Luz Martins Pereira F. Nontreponemal tests in the diagnosis of neurosyphilis：an evaluation of the Venereal Disease Research Laboratory（VDRL）and the Rapid Plasma Reagin（RPR）tests. J Clin Lab Anal. 2008；22：257-61.

JCOPY 498-02158

10）Marra CM, Tantalo LC, Maxwell CL, et al. The rapid plasma reagin test cannot replace the vene-real disease research laboratory test for neurosyphilis diagnosis. Sex Transm Dis. 2012；39：453-7.

11）厚生労働省．性感染症．https://www.mhlw.go.jp/stf/seisakunitsuite/bunya/kenkou_iryou/kenkou/kekkaku-kansenshou/seikansenshou/index.html

12）コミック DAYS．https://comic-days.com/blog/entry/kounodori_baidoku

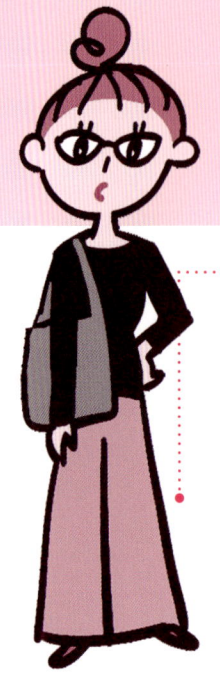

梅毒マスターへの道 ⑥
梅毒の治療

　　さまざまな臨床症状で私たちを惑わせる，まさに変幻自在な梅毒だが，いざ診断したあとの治療は結構シンプルである．梅毒の治療は，まずペニシリン，そしてペニシリン，なんとしてもペニシリン，が基本で，たまにテトラサイクリン，ときにセフトリアキソンの出番もあってもいい，そんな感じである．

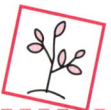 **梅毒の治療はペニシリン**

　　神経梅毒を合併しない梅毒の治療については，米国 CDC 性感染症ガイドライン[1]，WHO 梅毒診療ガイドライン[2]，イギリス梅毒診療ガイドライン[3]，ヨーロッパ梅毒ガイドライン[4]などさまざまなガイドラインでベンザシンペニシリン G（BPG）の筋注が第一選択薬となっており，早期梅毒では BPG 240

表1 梅毒の治療

梅毒の病期		第一選択薬
早期梅毒	1 期梅毒	ベンザシンペニシリン G 240 万単位を単回筋注
	2 期梅毒	
	早期潜伏梅毒	
後期梅毒	後期潜伏梅毒*	ベンザシンペニシリン G 240 万単位を 1 週間間隔で合計 3 回筋注
	3 期梅毒	
神経梅毒		水溶性ペニシリン G 1800〜2400 万単位/日を 10〜14 日間点滴静注

*感染時期不明の梅毒も含む．

JCOPY 498-02158

万単位を単回筋注，後期梅毒では 240 万単位を 1 週間間隔で合計 3 回筋注することで治療する **表 1**．ご存知の方も多いかと思われるが，日本ではこの BPG が長らく使用できなかったため，『性感染症 診断・治療ガイドライン 2020』[5] までは梅毒治療の項には「アモキシシリン内服」と記載されている．しかし，2021 年に BPG が承認され，ついに日本でも世界標準の治療が提供できるようになった．

ただし，BPG では *Treponema pallidum* を殺菌するのに有効な髄液中濃度を保てないため，神経梅毒の治療では静注用の水溶性ペニシリン G を使用する必要がある（眼梅毒と一部の耳梅毒も神経梅毒として治療する）．これら梅毒治療におけるペニシリンの有効性はランダム化比較試験（RCT）で確認されたわけではなく，観察研究しか存在しない．それでも，数十年の臨床経験の歴史のなかで明らかに効果があるということに基づいて現在もペニシリンが使用され続けているのである．

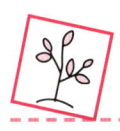

ちょ，ちょっと針が太くないですか……？

本邦で承認された筋注用ペニシリン，ステルイズ® の添付文書には「本剤は粘性が高いため，240 万単位には 18 ゲージ，60 万単位には 21 ゲージの注射針を用い，針が詰まらないよう，ゆっくりと一定速度で注射すること」と記載されている．今までアモキシシリンを 4 週間以上も内服していたことを思えば，早期梅毒であれば単回の注射で終わるため，実に患者ファーストな素晴らしい治療だ，と思いたいが，それにしても 18 ゲージである．実に太い……．成人にワクチンを接種する場合，三角筋に筋注するが，本製剤は臀部へ筋注する必要がある．接種時には患者に腹臥位になってもらうため，実際に注射する針を患者が目にすることはないが，本当にこんなの刺してよいのか，と不安になった読者諸氏も少なくないのではないかと思う．

世界には，そんな患者の痛みに寄り添う優しい医者もいるもので，Estrada ら[6] は BPG 筋注の痛みについて，21 ゲージ針 vs 19 ゲージ針，局所麻酔薬含有の有無で被験者を分け，接種直後，接種 6 時間後，接種 24 時間後の痛みを Visual Analogue Scale を用いて多施設 RCT で評価した．その結果，局所麻酔薬含有の有無では差があったものの，針の太さでは差はなかったと報告されている．

18 ゲージの話ではないが，少なくとも 21 ゲージ vs 19 ゲージでは，針の太さは接種後の痛みと関係ないようである（※ただ，個人的には接種後よりも接種時の痛み

のほうが怖いので，そちらについての検討が知りたかった）．その他，事前の局所冷却や表面麻酔，または穿刺直前の穿刺部位マッサージなどは痛みの軽減に有効と考えられるため，ただでさえ梅毒感染で心が傷ついているであろう患者に対してさらなる肉体的苦痛を与えぬよう，すべての医療者が接種時には相手の痛みに配慮してくれることを切に願う限りである．

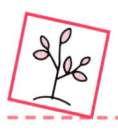

ペニシリン以外の選択肢について

アレルギーや副作用で BPG が使用できない場合は，ドキシサイクリンの内服を使用する（本邦ではミノサイクリンが保険適用である）．アジスロマイシンも感受性があれば効果が期待できるが，一部の *T. pallidum* は耐性を獲得しているため[7]，アジスロマイシン耐性率が不明な地域でのエンピリック治療は推奨されない．セフトリアキソンは，早期梅毒に対してはペニシリンと遜色ない治療効果であることが示されており[8]，治療オプションとして有用である．また，セフトリアキソンは神経梅毒治療においてもペニシリン G と比較して治療効果に大差ないことが観察研究で報告されており[9]，こちらもその効果に期待はしつつ，今後の RCT が待たれる次第である．

妊婦梅毒は，なんとしても先天梅毒を防ぎたいことから，より治療効果が期待できる抗菌薬を選択したいこと，ドキシサイクリンは胎児毒性のため使用できないことなどから，なんとしても（ペニシリンアレルギー患者に脱感作をしてでも）ペニシリンを使用することが推奨されている[1]．

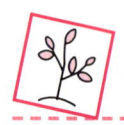

Jarisch-Herxheimer 反応について

梅毒の治療数時間以内に，一過性にインフルエンザ様の症状（発熱，悪寒，頭痛，倦怠感，筋肉痛など）が起きることがあり，Jarisch-Herxheimer reaction（JHR）と呼ばれる．破壊された *T. pallidum* の菌体成分への一過性の免疫応答が原因と考えられており，HIV 感染の有無にかかわらず梅毒患者の 30%前後にみられ[10,11]，1 期梅毒や 2 期梅毒で頻度が高く，潜伏梅毒では稀である[11]．JHR を起こした人の約半

JCOPY 498-02158

数で発熱し，3割程度で寒気や頭痛が生じる．2割程度で筋肉痛，1割程度に関節痛がみられ，数％に顔面・頸部の紅潮などもみられる[11]．

　基本的に JHR は 24 時間以内に自然に改善していくが，自覚症状軽減のためアセトアミノフェンを使用してもよいので，ペニシリン治療の際，アセトアミノフェンを予防的に処方しておくことも，よく行われるプラクティスかと思われる．なお，テトラサイクリン系抗菌薬のほうがペニシリンよりも JHR の頻度が低くなる可能性が指摘されている[11]．

　梅毒の治療は，誰がなんと言おうと，とにかくもうペニシリンである．日本でも世界標準の治療が提供できるようになったことは，近年の日本の医学史においても非常に大きな出来事であり，筋注用ペニシリンが日本で承認されるよう粘り強く働きかけ続けてくれた方々には，ただただ感謝するばかりである．

梅毒に対するアモキシシリンの有効性について

　梅毒を治療することは，言うなれば感染している *T. pallidum* を殺菌することにある．*T. pallidum* を殺菌するためには 0.018 mg/L を超える血中ペニシリン濃度が必要とされており[3]，これは通常使用される BPG ないしはアモキシシリン内服で十分に達成される．このアモキシシリン，長らく本邦での梅毒治療に用いられてきたが，やはり RCT を基に推奨されたものではなく，観察研究からの推奨である．

　古くは 1979 年，Onoda ら[12]が 89 人の梅毒患者に対してアモキシシリン 250 mg 6 時間ごと内服を 4 週間継続したところ，早期梅毒患者では全例治療成功し，後期梅毒では 66.7％の成功率だったと報告したことが始まりと考えられる．その後は長らく臨床エビデンスは登場しなかったが，2015 年に筆者らが HIV 感染を合併した梅毒患者 286 人に対し，アモキシシリン 3 g/日＋プロベネシド 1.5 g/日で治療すると，早期梅毒に対しては 97.5％，後期梅毒に対しては 90.8％と高い奏効率を示したことを報告した[13]．そして 2018 年には，池内ら[14]が 63 人の梅毒患者に対してアモキシシリン 1.5 g/日のみでも 95％で治療成功したと報告している．これらの報告から，

やはり「梅毒治療におけるアモキシシリン内服は非常に有効！」と高い治療効果が期待されたが，その後 Nishijima ら[15]は，後期梅毒に罹患した妊婦においては，アモキシシリン 1.5 g/日単独では 33％もの先天梅毒が発生したと報告しており（早期梅毒の妊婦では先天梅毒の発生はゼロ），妊婦梅毒に対してはアモキシシリン単独内服ではなく，やはり世界標準治療である BPG 筋注を使用すべきと考えられた．

そしてこれらの結果を踏まえると，妊婦かどうかにかかわらず，さまざまな事情で後期梅毒をアモキシシリンで治療することになった際にはプロベネシドの併用を強く推奨したい，と私個人は考えている．

ちなみに，前述の Onoda らの研究では *T. pallidum* 殺菌に十分な血中濃度だけでなく十分な髄液中濃度も達成されていたため，アモキシシリンが神経梅毒の治療にも使用できる可能性はまだ残っている．海外では，Faber ら[16]，Morrison ら[17]，および O'Mahony ら[18]がそれぞれアモキシシリン 4〜6 g/日＋プロベネシド 1〜2 g/日という高用量レジメンで梅毒患者を治療し，全例で *T. pallidum* 殺菌に十分な髄液中濃度を達成できたと報告している．質の高い臨床研究はないが，これらの事実からは，アモキシシリンのポテンシャルに期待せずにはいられないと思うのは私だけであろうか．個人的には，梅毒患者を多数診療している医師のなかから「神経梅毒をアモキシシリンで治療する」という野心的な臨床研究が打ち出される日が来ることを秘かに願っている．

📱 References

1）Workowski KA, Bachmann LH, Chan PA, et al. Sexually transmitted infections treatment guidelines, 2021. MMWR Recomm Rep. 2021；70：1-187.

2）WHO. WHO guidelines for the treatment of *Treponema pallidum*（syphilis）. 2016.

3）Kingston M, French P, Higgins S, et al；Members of the Syphilis guidelines revision group 2015. UK national guidelines on the management of syphilis 2015. Int J STD AIDS. 2016；27：421-46.

4）Janier M, Unemo M, Dupin N, et al. 2020 European guideline on the management of syphilis. J Eur Acad Dermatol Venereol. 2021；35：574-88.

5）日本性感染症学会，編．性感染症 診断・治療ガイドライン 2020．診断と治療社；2020．

6）Estrada V, Santiago E, Cabezas I, et al. Tolerability of IM penicillin G benzathine diluted or not with local anesthetics, or different gauge needles for syphilis treatment：a randomized clinical trial. BMC Infect Dis. 2019；19：883.

7） A2058G Prevalence Workgroup. Prevalence of the 23S rRNA A2058G point mutation and molecular subtypes in *Treponema pallidum* in the United States, 2007 to 2009. Sex Transm Dis. 2012；39：794-8.

8） Cao Y, Su X, Wang Q, et al. A multicenter study evaluating ceftriaxone and benzathine penicillin G as treatment agents for early syphilis in Jiangsu, China. Clin Infect Dis. 2017；65：1683-8.

9） Bettuzzi T, Jourdes A, Robineau O, et al. Ceftriaxone compared with benzylpenicillin in the treatment of neurosyphilis in France：a retrospective multicentre study. Lancet Infect Dis. 2021；21：1441-7.

10） Yang CJ, Lee NY, Lin YH, et al. Jarisch-Herxheimer reaction after penicillin therapy among patients with syphilis in the era of the HIV infection epidemic：incidence and risk factors. Clin Infect Dis. 2010；51：976-9.

11） Arando M, Fernandez-Naval C, Mota-Foix M, et al. The Jarisch-Herxheimer reaction in syphilis：could molecular typing help to understand it better? J Eur Acad Dermatol Venereol. 2018；32：1791-5.

12） Onoda Y. Clinical evaluation of amoxycillin in the treatment of syphilis. J Int Med Res. 1979；7：539-45.

13） Tanizaki R, Nishijima T, Aoki T, et al. High-dose oral amoxicillin plus probenecid is highly effective for syphilis in patients with HIV infection. Clin Infect Dis. 2015；61：177-83.

14） 池内和彦，福島一彰，田中　勝，他．梅毒に対するアモキシシリン 1,500 mg 内服治療の臨床的効果．感染症誌．2018；92：358-64.

15） Nishijima T, Kawana K, Fukasawa I, et al；Women's Health Care Committee；Japan Society of Obstetrics and Gynecology. Effectiveness and tolerability of oral amoxicillin in pregnant women with active syphilis, Japan, 2010-2018. Emerg Infect Dis. 2020；26：1192-200.

16） Faber WR, Bos JD, Rietra PJ, et al. Treponemicidal levels of amoxicillin in cerebrospinal fluid after oral administration. Sex Transm Dis. 1983；10：148-50.

17） Morrison RE, Harrison SM, Tramont EC. Oral amoxicillin, an alternative treatment for neurosyphilis. Genitourin Med. 1985；61：359-62.

18） O'Mahony C, Bradley MG, McKeown J, et al. Treponemicidal levels of amoxicillin can be achieved in cerebrospinal fluid following oral treatment with only 4 g amoxicillin and 2 g probenecid daily in late stage syphilis. Int J STD AIDS. 2012；23：758.

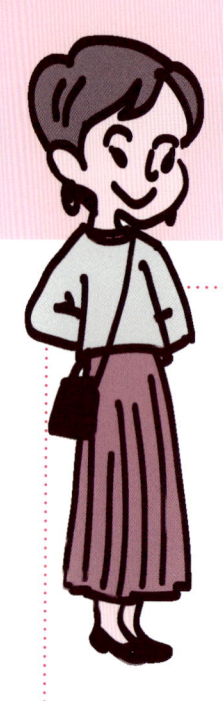

マジで謎だぜ，
性器ヘルペス ①
診断

　性器ヘルペスは，知れば知るほど臨床医を悩ませる感染症の一つである．注目すべき特徴は，感染しても必ずしも症状が出ないこと，そのくせちゃっかりウイルス排泄は続くので秘密裏に次の感染者を生むこと，しかも知らん顔して体内に潜伏し，宿主が弱ったときに再活性化してくること，さらに，ときに髄膜炎や脳炎など重篤な合併症を起こしてくることなどである．いや，たしかにその他の性感染症だって無症候感染もあるし，梅毒やHIVだって潜伏するので，似たような性質の性感染症は存在するが，なんというか，性器ヘルペスのいやらしさが実に絶妙なのである．性器ヘルペスという存在の輪郭をより詳細に，鮮明に見ることができても，決してその全容は見えてこない，そんな感じである．

　「のっけから何を言ってるんだ？」と，この先を読み進める気力が失せてしまった読者もいるかもしれないが，それもアリかもしれない……．なにせ，本稿を読めば読むほど，性器ヘルペスがどこに存在しているのかよくわからず不安になってしまうであろうから……．

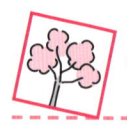

性器ヘルペスの位置づけ

　性器ヘルペスは単純ヘルペスウイルス1型 herpes simplex virus type 1（HSV-1）またはHSV 2型（HSV-2）によって引き起こされる感染症である．性感染症としては，本邦では2022年に梅毒に抜かれるまで性器クラミジア，淋菌感染症に次いで3番目に報告数が多かった．2025年現在，男女ともにここ数年の報告数は横ばいであ

JCOPY 498-02158

る.

　性器ヘルペスといえば HSV-2 が主な原因と考えがちだが，オーラルセックスを介することで HSV-1 も原因となりうる．いや，むしろ世界的な傾向としては，HSV-2 による感染が減少して，代わりに HSV-1 による感染が増加傾向なのである[1,2].

　また，HSV-2 の感染は HIV 感染リスクを 2～3 倍増加させるため，HSV-2 と診断されたすべての人に HIV 感染症のスクリーニングが推奨されている[3]（そもそも，性器ヘルペスに限らず，HIV 感染症以外の性感染症と診断した時点で全例に HIV スクリーニング検査は推奨されるが）.

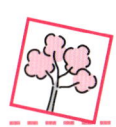

性器ヘルペスの 3 つの基本型

◆①初感染による初発

　その名の通り，初めて感染した際に，同時に臨床症状も出現した場合のことを指す．感染から 4～7 日間の潜伏期間を経て，両側～片側性に陰部に痛みを伴う多発性の紅斑が生じ，次第に水疱→潰瘍化していく．最初の病変が出現してからすべての病変が消失するまでの期間の中央値は，男性で 16.5 日，女性で 19.7 日と意外に長い 表1[4,5].抗ウイルス薬を投与することで病悩期間を 1 週間程度に短縮できるため，

表1 性器ヘルペス初発の臨床的特徴

痛みの頻度	95～99%
両側性の頻度	77～82%
頭痛，発熱，リンパ節腫脹の頻度*	39～68%
髄膜炎の頻度	16%（HSV-1），26%（HSV-2）
症状の持続期間（中央値）†	16.5～19.7 日間
有症状での再発の頻度	43～53%
年間の再発回数	1.3（HSV-1），4.0（HSV-2）

*初感染に限る，†最初の病変出現からすべての病変が完全に消失するまで.
(Corey L, et al. Ann Intern Med. 1983；98：958-72[4]および Tuddenham S, et al. JAMA. 2022；327：161-72[5]より筆者作成)

基本的には全例で抗ウイルス薬の投与が推奨される．もちろん，感染経路によっては咽頭炎や直腸炎を起こしてもよい．咽頭炎の場合，頸部リンパ節腫脹を伴うこともある．また，免疫不全者に生じた性器ヘルペスでは，より慢性化したり，壊死，深ぼれ潰瘍を伴うなど，重症化する場合がある．

◆②非初感染初発

性器ヘルペスは感染してもその70%は無症状であるため[5]，世の中には自分が初感染を起こしたと気づかないまま過ごしている人たちが多数存在する．初感染ではたまたま無症状だったが，宿主の免疫低下を契機にHSVが再活性化した時点で初めて症状を自覚した場合には，「初感染ではない」ものの「初発」となり，非初感染初発と呼ぶ（ややこしい……）．初感染と同じ型のHSVが再活性化して初発となることもあれば，初感染がHSV-1（or HSV-2）で無症状で，その後新たにHSV-2（or HSV-1）に初感染するパターンもある．興味深いことに，HSV-2感染の既往がHSV-1の新規感染を予防したり，逆にHSV-1感染の既往がHSV-2新規感染を予防することが示唆されており，Stanberryらの報告[6]によると，米国での174人の思春期女子（12～15歳）のうち，症候性HSV-2感染症の割合はHSV-1抗体陰性者では33%だったのに対して，HSV-1抗体陽性者では8.3%に過ぎなかった．他にも，HSV-1感染の既往がある人はHSV-2に初感染したときの無症候性の割合が高くなることが知られている[7]．

◆③初発後に潜伏していたHSVの再活性化によって起こる再発

性器ヘルペスの初発を経験した人が，いったん改善したのち，しばらくしてから再度同様の症状が再発した場合を指す．これがいわゆる再発であり，初感染後に体内に潜伏していたHSVの再活性化による．一般に，再発時の症状は初発時よりも軽くなる傾向にあるが，初発時と同じ場所に水疱が出現することもあれば，臀部や大腿など他の部位に出現することもある．年間の再発回数はHSV-1よりHSV-2のほうが多いため，HSVの型を確定することは今後の再発リスクの予測には役立つ．

上記とは別に，HSV-1/2感染後には稀に脳炎や髄膜炎なども起こしうるが，これは初感染に限らず再活性化時にも起こりうる[8]．ときに仙骨神経根の神経障害として膀胱直腸障害をきたすことがあり，この病態をElsberg症候群と呼ぶ．

JCOPY 498-02158

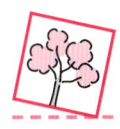

性器ヘルペスの診断

　性器ヘルペスはその特徴的な集簇する水疱性病変から臨床診断も不可能ではないが，性器に潰瘍性病変を作る疾患の鑑別は多岐にわたるため，特に初感染では可能な限り微生物学的診断を確定したい（逆に，再発例であれば，毎回ほぼ同じ症状で同じような所見が出現することが多いため臨床診断でも事足りることが多い）．

　現在，HSV の検査方法はさまざまなものがあるが，最も信頼度の高い核酸増幅検査は，本邦では免疫不全状態で HSV 感染症が強く疑われる場合に限り保険算定できるようになっている．Tzank test は，水疱をギムザ染色して顕微鏡で観察し，ウイルス性巨細胞があれば，HSV か水痘・帯状疱疹ウイルス varicella zoster virus（VZV）のいずれかと判断でき，その感度は 76.9%，特異度は 100% とされる[9]．ただし，HSV なのか VZV なのかを確定することはできない．

　その他には，抗原診断法，抗体価測定法などが利用できる．抗原診断法はイムノクロマト法と蛍光抗体法があるが，現在はより感度の高いイムノクロマト法が主に利用される．水疱ぬぐい液を使用して HSV 抗原を検出する方法で，初感染の感度 94%，再発例での感度 85% である[10]．

　抗体検査は，補体結合反応（CF 法），中和試験（NT 法），酵素抗体法（EIA/ELISA 法）などがあるが，診断に多少なりとも役立つとすれば，IgG，IgM 抗体を区別して測定できる EIA/ELISA 法であろう．ただし，HSV-IgM 抗体は初発症状出現から陽転化まで 7〜10 日間程度かかり迅速性に欠けるため，臨床現場では有用ではない．HSV-IgM 抗体は再活性化時にも陽性になる一方で，口唇ヘルペスでも性器ヘルペスでも陽性になるため罹患部位を特定することはできない[11]．Glycoprotein G という糖蛋白を用いた ELISA 法では，HSV-1 or HSV-2 の型判別が可能であるが，初感染初発症状が出現して 10 日以内の感度は 17% と低く臨床現場ではやはり有用ではない[12]．さまざまな種類の性器ヘルペス抗体検査に共通することは，陰性でも測定タイミングによっては急性感染が否定できないので，臨床現場ではあまり使えない，ということである．

　一方で，HSV の無症候性感染でも他者への感染伝播のリスクがあるため，公衆衛生的観点からは無症候性感染を見つけにいきたくなるが，そのためにこの抗体検査を無症状者へのスクリーニングとして用いることは推奨されない．なぜなら，

HSV-2 の罹患率が 16% 程度のハイリスク集団においても抗体検査の特異度は 81% であり（感度は 99%），偽陽性の割合が高く，測定による心理社会的な害が大きいからである[13]．

ウイルス分離培養法は特異度 100% で，薬剤感受性試験まで実施できるという利点はあるが，本邦で保険適用がないこと，ついでに感度も低いことから臨床現場では汎用されていない．

以上より，性器ヘルペスを診断する際には，初発であれば抗原検査が利用可能ならそれを利用し，再発であれば臨床診断もアリではないかと個人的には考える．

なお，性器ヘルペスの検査について他に知っておきたいことは，初感染時よりも再活性化時のほうがウイルス排泄量が少ないため感度が落ちることや，そもそも性器ヘルペスにおけるウイルス排泄は間欠的であるため，ある一点での検査陰性は性器ヘルペスを否定しないということ[14]，などである．

というわけで，HSV に感染しても大多数が無症状であり，無症候性にウイルス排泄を続けることで感染を広げていくため，感染させた人も感染した人も，一体いつ誰に感染させたのか，いつ誰から感染したのかもわからないし，わかりようがない．私たちが診ている性器ヘルペスは全性器ヘルペス患者の一部分であり，その全容を知ることは現実的に不可能と言わざるを得ない．そしてそれはそのまま，公衆衛生的な予防策の難しさを表すことになる．

私のモヤモヤを皆さんと共有できたかどうかはわからないが，「マジで謎だぜ性器ヘルペス」は，こんなノリのまま次回の Episode へと続くのである．

References

1) Ayoub HH, Chemaitelly H, Abu-Raddad LJ. Characterizing the transitioning epidemiology of herpes simplex virus type 1 in the USA：model-based predictions. BMC Med. 2019；17：57.

2) Khadr L, Harfouche M, Omori R, et al. The epidemiology of herpes simplex virus type 1 in Asia：systematic review, meta-analyses, and meta-regressions. Clin Infect Dis. 2019；68：757-72.

3) Masese L, Baeten JM, Richardson BA, et al. Changes in the contribution of genital tract infections to HIV acquisition among Kenyan high-risk women from 1993 to 2012. AIDS. 2015；29：1077-85.

4) Corey L, Adams HG, Brown ZA, et al. Genital herpes simplex virus infections：clinical manifestations, course, and complications. Ann Intern Med. 1983；98：958-72.

5) Tuddenham S, Hamill MM, Ghanem KG. Diagnosis and treatment of sexually transmitted infec-

tions：a review. JAMA. 2022；327：161-72.

6）Stanberry LR, Rosenthal SL, Mills L, et al. Longitudinal risk of herpes simplex virus（HSV）type 1, HSV type 2, and cytomegalovirus infections among young adolescent girls. Clin Infect Dis. 2004；39：1433-8.

7）Langenberg AG, Corey L, Ashley RL, et al. A prospective study of new infections with herpes simplex virus type 1 and type 2. Chiron HSV Vaccine Study Group. N Engl J Med. 1999；341：1432-8.

8）Bergström T, Vahlne A, Alestig K, et al. Primary and recurrent herpes simplex virus type 2-induced meningitis. J Infect Dis. 1990；162：322-30.

9）Ozcan A, Senol M, Saglam H, et al. Comparison of the Tzanck test and polymerase chain reaction in the diagnosis of cutaneous herpes simplex and varicella zoster virus infections. Int J Dermatol. 2007；46：1177-9.

10）早川 潤，早川謙一，南 八重子，他．新しい単純ヘルペスウイルス迅速検出キットの性能評価．日本性感染症学会誌．2012；23：119-23.

11）Ameli N, Bacchetti P, Morrow RA, et al. Herpes simplex virus infection in women in the WIHS：epidemiology and effect of antiretroviral therapy on clinical manifestations. AIDS. 2006；20：1051-8.

12）Lee FK, Coleman RM, Pereira L, et al. Detection of herpes simplex virus type 2-specific antibody with glycoprotein G. J Clin Microbiol. 1985；22：641-4.

13）Feltner C, Grodensky C, Ebel C, et al. Serologic screening for genital herpes：an updated evidence report and systematic review for the US preventive services task force. JAMA. 2016；316：2531-43.

14）Workowski KA, Bachmann LH, Chan PA, et al. Sexually transmitted infections treatment guidelines, 2021. MMWR Recomm Rep. 2021；70：1-187.

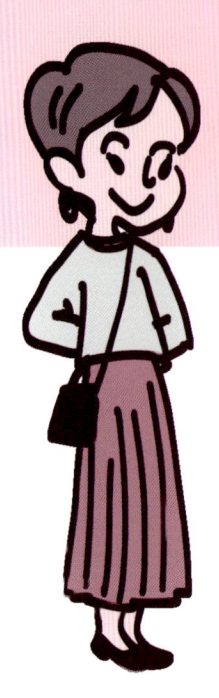

マジで謎だぜ，
性器ヘルペス②
治療と予防

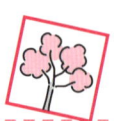

性器ヘルペスの治療 表1

　世界的には，アシクロビル，バラシクロビル，ファムシクロビルの3種類が使用されており，日本でもこれに準じて治療している．2025年現在，アシクロビルのみ点滴が可能で，その他は内服薬のみである．

　アシクロビルはヘルペスウイルスのDNAポリメラーゼを抑制することでウイルスの複製を阻害し，臨床的な治療効果を得る．アシクロビルは最も安価だが1日5回も内服する必要があることから，投与回数が少なく済むバラシクロビル（アシクロビルのプロドラッグ）が用いられることが多い．ファムシクロビルはペンシクロビルのプロドラッグで，

表1 性器ヘルペスの治療

薬剤名		投与方法
バラシクロビル	初感染	1回500 mgを1日2回内服 7〜10日間
	再発例	1回500 mgを1日2回内服 3日間 または 1回1gを1日1回内服 5日間
ファムシクロビル	初感染	1回250 mgを1日3回内服 7〜10日間
	再発例	1回1gを1日2回内服 1日間 または 1回500 mgを内服，その後250 mgを1日2回内服 3日間 または 1回125 mgを1日2回内服 5日間

（CDC. MMWR. Sexually transmitted infections treatment guidelines, 2021[1]）

1日3回内服で治療する．一般に，初発例は7〜10日間の治療期間を要するが，再発例では3〜5日間と短い治療期間で済む．

HSV髄膜炎に対してはアシクロビル（5〜10 mg/kgを8時間ごと）の点滴静注を使用する．頭痛や発熱などの臨床症状が改善した後，バラシクロビル内服への変更は可能で，合計14日間治療する．HSV脳炎は髄膜炎よりも重篤な病態であり，アシクロビル点滴静注を14〜21日間継続することが推奨されている[1]．

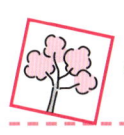

性器ヘルペスの再発抑制療法 表2

ヘルペスウイルスの厄介な特性の一つは，一度感染したら生涯体内に潜伏し，宿主の免疫が低下した隙を狙って再活性化することにより何度も症状を繰り返すことである．

再発するたびにセックスを控える期間が生じ，何より，精神的・肉体的苦痛が繰り返されることは人生において大きな損失である．よって，再発回数が多い場合には，抗ウイルス薬を長期内服することで再発回数を減らすことが試みられる．

HSV-2にすでに感染している人と感染していない人とのカップルに対してバラシクロビル500 mgを連日内服した場合のHSV-2感染の予防効果は75％とされており[2]，現在の再発抑制治療の中心はバラシクロビルである．

ファムシクロビル1日2回250 mg連日内服も再発抑制療法に使用できるが，1日2回内服が必要なこと，バラシクロビルと比べて臨床的再発の差はなかったがウイルス学的な再発はファムシクロビルのほうが多かったことなどから[3]，現時点ではあえて第一選択にする積極的な理由には乏しいと考えられる．

再発抑制療法を開始した後は，1年間程度内服継続し，さらにその後も続けるかどうか患者と相談しながら決めるとよい．バラシクロビルを1年間内服しても，安全面で大きな問題がないことも証明されている[4]．

表2 性器ヘルペスの再発抑制療法

薬剤名	投与方法
バラシクロビル	1回500 mgを1日1回内服
ファムシクロビル	1回250 mgを1日2回内服

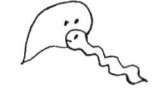

一方で，初感染の重症度と再発頻度が相関していること[5]，初発病変出現時の早期に十分な抗ウイルス薬を投与することで潜伏感染するウイルス量を減らせる可能性があること[6]などから，性器ヘルペスは最初に見つけた段階で全力で治療しにいくことが，その後の再発の苦悩を減らすことにもつながることは覚えておきたい.

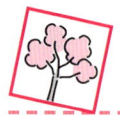 ## 秘技，ピーアイティー (PIT)！ 表3

性器ヘルペスの再発時には，他覚的な所見が出現する前に患者自身が軽めの前駆症状を自覚できることが多い. それであれば，その前駆症状の時点で治療を開始してしまおう，という考え方のもと考案されたのが，PIT（patient initiated therapy）である. 再発直前におおよそ43〜53%の患者で痒みや熱感などの前駆症状を自覚するといわれており，その頻度は HSV-2 のほうが高い[7]. 再発抑制療法は連日長期内服するのに対して，PIT は前駆症状を自覚したときに限り内服する. 対象は，再発性の口唇または性器ヘルペス患者で，再発頻度が年間おおむね 3 回以上，再発の初期症状を正確に判断できる者であり，ファムシクロビル 1 回 1,000 mg を 2 回内服（初回から 12 時間後に 2 回目を内服）する[8]. 初期症状出現から 6 時間を超えた後に内服開始した場合の有効性を裏づけるデータはないため，患者にはとにかく早めに内服するよう指導する必要がある. そして，すでにヘルペスの発疹が出現している場合は，PIT ではなく再発として治療すべきであることも伝えておく.

なお，本邦では PIT としてファムシクロビルの他にアメナメビル 1,200 mg の単回内服も使用できる. アメナメビルは，ヘルペスウイルスの DNA 複製に必要な酵素であるヘリカーゼ・プライマーゼ複合体の DNA 依存的 ATPase 活性，ヘリカーゼ活性，プライマーゼ活性を阻害することで抗ウイルス効果を得る新規薬剤である[9]. 当初は帯状疱疹の治療薬として 2017 年に日本で認可された新薬であるが，単

表3 PIT の処方例

薬剤名	投与量	投与回数
ファムシクロビル	1,000 mg	2 回 （12 時間空けて）
アメナメビル	1,200 mg	1 回

（ファムビル®，アメナリーフ® インタビューフォームより）

JCOPY 498-02158

純ヘルペスに対しては2025年時点で急性期治療の保険適用はなく，帯状疱疹の急性期治療または口唇ヘルペス・性器ヘルペスの再発に対するPITでのみ適用となっている．

　PITは患者にとって非常に使い勝手がよい方法だが，性器ヘルペスの再発回数が年6回以上の場合は再発抑制療法のほうが勧められる．年単位でしばらく再発抑制療法を続けていると再発頻度自体が減ってくるので，最初は再発抑制療法で開始した場合でも，途中でPITに変更してみるという方法はアリである．

　なお，本邦で2021年に報告された再発性性器ヘルペスのアンケート調査（患者の男女比1.8：1，平均年齢42.1歳，再発回数：年に1〜2回が約80%，年6回以上の再発は約9%）によると，患者が性器ヘルペス治療で希望することの上位は「早く症状をなくしたい」，「再発をなくしたい」，「パートナーへの感染を防ぎたい」，「再発の頻度を抑えたい」といった内容であった[10]．再発抑制療法やPITは，これらの希望に適切に応えられる，患者に優しい医療といえるであろう．

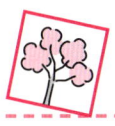 いつまでウイルス排泄が続くのか

　一般に，水疱や潰瘍といったwetな病変がすべて痂皮化するまでウイルス排泄が続くと考えられている[11]．HSV-2による性器ヘルペス患者において，有症状者のほうが無症状者よりもウイルス排泄日数が多いが，排泄されるウイルス量は両者で同程度と報告されており[12]，無症候性のウイルス排泄者の存在が性器ヘルペスの感染伝播予防を難しくしている大きな要因の一つである．

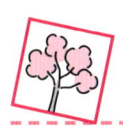 性器ヘルペスの感染予防

　Martinら[13]のpooled analysisでは，コンドームを毎回常に装着することで，性器ヘルペス（HSV-2）の罹患リスクを30%低下させる効果が示された．この報告では男女差は特にみられなかったとされるが，他の研究では男女別で大きく差が出ているものもある．Magaretら[14]の報告では，男性→女性への感染を96%予防した一方で，女性→男性への感染予防効果は65%にとどまった．その理由として，腟内から

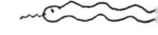

のウイルス曝露はコンドームで予防できても，ウイルス排泄の多い女性の外陰部や肛門周囲からの曝露は予防できないためと推測されている．つくづく，性器ヘルペスとは厄介な感染症である．

ウイルスは水疱が痂皮化するまでは排泄が続くため，少なくともすべての病変が痂皮化するまではセックスを控えることが推奨される．

性器ヘルペスは厄介なやつであるが，人類はその知恵を集結して急性期治療だけでなく，再発抑制療法やPITなど，次々と対抗策を編み出してきた．ただし，無症候感染がある以上，完全に制圧するための現実的な手段はワクチンであろう．そして，理想的にはヒトパピローマウイルスワクチンのように，性行為デビューしてHSV-2に初感染する以前の小児に接種できるようになることである．COVID-19ワクチンで脚光を浴びたmRNAワクチンの技術が性器ヘルペスワクチンの開発に応用されており[15]，今後に期待したいところである．

悪性じゃないけどしつこいやつ，尖圭コンジローマ

ヒトパピローマウイルス（human papillomavirus：HPV）感染症といえば，子宮頸癌の原因ウイルスであり，癌予防のためのHPVワクチンが非常に強力なツールであることは世界的に証明されている．一方で，HPVのなかには腫瘍化するリスクが低いがQOLを大きく損ねる型が存在する．そう，主にHPV-6，11型によって起きる尖圭コンジローマである．

歴史的に，尖圭コンジローマは梅毒か淋菌感染症の病変の一つと考えられてきたが，イタリアのGiuseppe Cuiffo医師が，HPVに感染したヒトの疣贅からの抽出物を未感染の皮膚に注射し，被接種部位に新しい疣贅を誘発したことで，疣贅内にヒトからヒトへ感染伝播する病原体が存在することを証明したことから，その後の研究が発展していった[16]．

HPV-6，11型に感染すると，10～14週間の長い潜伏期間を経たのちに尖圭コンジローマの臨床症状が出現する．典型的には，最初の接触から発症までの期間は8～10

JCOPY 498-02158

週間とされるが，不顕性感染の割合が約40％にも達するといわれており[17]，いつ，どの性行為で感染したかを予測するのは一般に困難である．

　男女ともに性器に乳頭状の疣贅が出現し，さらには肛門部分との接触があれば肛門にも病変を作ることもある．通常，診断は肉眼所見のみで可能だが，もし非典型的な外観であったり，尖圭コンジローマの治療に反応しない場合は，他疾患の検索や悪性腫瘍の否定のため生検を考慮する．代表的な尖圭コンジローマっぽい他疾患は，2期梅毒で肛門周囲にみられる扁平コンジローマである．同じコンジローマという言葉を使っておきながらまったく別の病原体による疾患であるところが，ややこしくも興味深い．男性の尖圭コンジローマ病変は主に陰茎に疣贅が生じるが，女性は腟内にも疣贅が生じるため，女性の尖圭コンジローマは婦人科に紹介してしっかり内診してもらうほうがよいと考えられる．

　治療の目的は完全な疣贅の除去である．未治療でも自然に病変が消失していくことはあるため（すべての疣贅のうち30％が4ヵ月以内に消失）[17]，あえて治療をせずにそのまま経過観察したいという希望があればそれもよしである（ただし，その間の性交渉を控えるよう説明する必要あり）．一方で，自然に消えずに残存したり，逆に疣贅の数が増加したりする場合もあるため，基本的には何らかの治療が勧められる．いくつかの治療法があるが，どれが一番というものはなく，患者と相談しながらいくつかの治療のなかから選択することになる（図1）[18]．以前は液体窒素を用いた凍結療法や，炭酸ガスレーザー，外科的切除などが主な治療方法だったが，2007年にイミキモドクリームが承認されてからは（疣贅のサイズや数にもよるが）イミキモドクリームを選択する機会が増えた．イミキモドクリームは，疣贅に対して隔日で週に3回塗布し，6〜10時間後に石鹸で洗い流す，ということを何週間も繰り返す必要がある．外出中などは気軽に陰部を洗うことは難しいため，入浴の時間から逆算した時間に塗布するとよい．イミキモドクリームを16週間続けることで疣贅が消失する割合は40〜77％程度[19]と決して高いとはいえない一方で，13〜19％の割合で再発してくるので[20]，尖圭コンジローマは，できれば予防しておくに越したことのない感染症である．予防方法のうち，セックスの際のコンドーム使用も有用だが，一番確実なのはHPVワクチン接種である．日本で使用可能なHPVワクチンのうち，ガーダシル®4ま

たはシルガード®9を接種することで，尖圭コンジローマの主な原因となる HPV-6，HPV-11 もカバーできるので，男女問わず HPV ワクチン接種を勧めたい理由がここにもある．

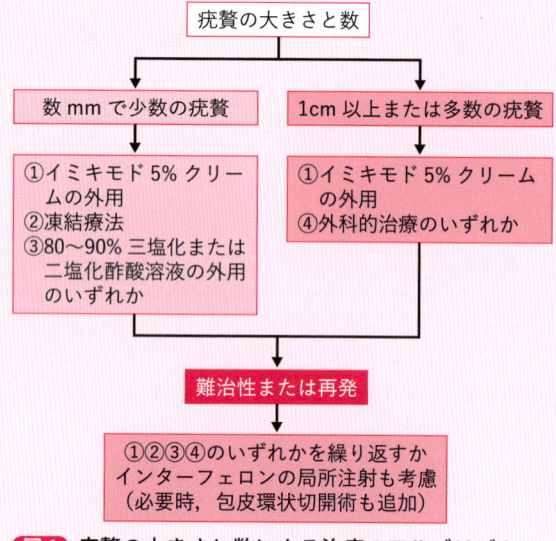

図1 疣贅の大きさと数による治療のアルゴリズム
（日本性感染症学会，編. 性感染症 診断・治療ガイドライン2020. 診断と治療社；2020．p.73 より許諾を得て転載[18]）

📎 References

1) CDC. MMWR. Sexually transmitted infections treatment guidelines, 2021. https://www.cdc.gov/std/treatment-guidelines/STI-Guidelines-2021.pdf

2) Corey L, Wald A, Patel R, et al；Valacyclovir HSV Transmission Study Group. Once-daily valacyclovir to reduce the risk of transmission of genital herpes. N Engl J Med. 2004；350：11-20.

3) Wald A, Selke S, Warren T, et al. Comparative efficacy of famciclovir and valacyclovir for suppression of recurrent genital herpes and viral shedding. Sex Transm Dis. 2006；33：529-33.

4) Tyring SK, Baker D, Snowden W. Valacyclovir for herpes simplex virus infection：long-term safety and sustained efficacy after 20 years' experience with acyclovir. J Infect Dis. 2002；186：S40-6.

5) Benedetti J, Corey L, Ashley R. Recurrence rates in genital herpes after symptomatic first-episode infection. Ann Intern Med. 1994；121：847-54.

6) Sawtell NM, Thompson RL, Stanberry LR, et al. Early intervention with high-dose acyclovir treatment during primary herpes simplex virus infection reduces latency and subsequent reactivation in the nervous system in vivo. J Infect Dis. 2001；184：964-71.

7) Corey L, Adams HG, Brown ZA, et al. Genital herpes simplex virus infections：clinical manifestations, course, and complications. Ann Intern Med. 1983；98：958-72.

8) マルホ株式会社．ファムビル® 錠．インタビューフォーム．

9) Chono K, Katsumata K, Kontani T, et al. ASP2151, a novel helicase-primase inhibitor, possesses antiviral activity against varicella-zoster virus and herpes simplex virus types 1 and 2. J Antimicrob Chemother. 2010；65：1733-41.

10) 渡辺大輔，大須賀 彩，福田博章，他．再発性性器ヘルペス患者の治療実態に関するアンケート調査～患者ニーズと医師（皮膚科，婦人科および泌尿器科）の診療実態～．日臨皮会誌．2021；38：445-53.

11) LeGoff J, Péré H, Bélec L. Diagnosis of genital herpes simplex virus infection in the clinical laboratory. Virol J. 2014；11：83.

12) Tronstein E, Johnston C, Huang ML, et al. Genital shedding of herpes simplex virus among symptomatic and asymptomatic persons with HSV-2 infection. JAMA. 2011；305：1441-9.

13) Martin ET, Krantz E, Gottlieb SL, et al. A pooled analysis of the effect of condoms in preventing HSV-2 acquisition. Arch Intern Med. 2009；169：1233-40.

14) Magaret AS, Mujugira A, Hughes JP, et al；Partners in Prevention HSV/HIV Transmission Study Team. Effect of condom use on per-act HSV-2 transmission risk in HIV-1, HSV-2-discordant couples. Clin Infect Dis. 2016；62：456-61.

15) Awasthi S, Friedman HM. An mRNA vaccine to prevent genital herpes. Transl Res. 2022；242：56-65.

16) Mistry N. Human papillomavirus tropism. Determinants of viral tissue specificity. Department of Clinical Microbiology, Virology Umeå University, Sweden 2007. https://umu.diva-portal.org/smash/get/diva2:140375/FULLTEXT01

17) Kore VB, Anjankar A. A comprehensive review of treatment approaches for cutaneous and genital warts. Cureus. 2023；15：e47685.

18) 日本性感染症学会，編．性感染症 診断・治療ガイドライン 2020．診断と治療社；2020.

19) Gotovtseva EP, Kapachia AS, Smolensky MH, et al. Optimal frequency of imiquimod（aldara）5% cream for the treatment of external genital warts in immunocompetent adults：a meta-analysis. Sex Trans Dis. 2008；35：346-51.

20) Wiley DJ, Douglas J, Beutner K, et al. External genital warts：diagnosis, treatment, and prevention. Clin Infect Dis. 2002；35（Suppl 2）：S210-24.

Episode *15*

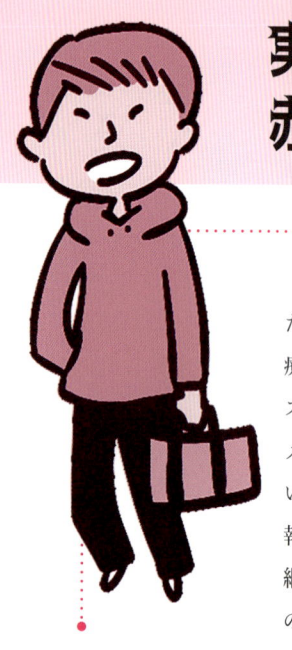

実は性感染症，
赤痢アメーバ症 ①

　赤痢アメーバ症について語る際にまず申し上げたいことは，国立国際医療研究センター エイズ治療研究開発センターの赤痢アメーバ・リファレンス[1]（二次元コードからアクセス可）をみていただければ，赤痢アメーバ症についてはほぼ自信を持って診療できるようになる，ということである（たぶん）．SNS や Web サイト上に玉石混交の情報が飛び交う現代において，本リファレンスは非常に実践的かつ網羅的であり，実際に患者の診療経験が豊富な医師の考え方をそのまま流用できるという垂涎のクオリティで構成されているので，ぜひ一度ご覧いただきたい．

 ## 赤痢アメーバ症のイメージ

　さて，読者の皆さんは，赤痢アメーバ症という病気にどのようなイメージを抱くだろうか……？　かつては，「上下水道設備の整っていない途上国の病気で，典型的な症状はイチゴゼリー状の血便」と認識されていたかもしれない．たしかにこれは正しいのだが，赤痢アメーバ症は，これだけでは説明しきれないほど奥深い疾患の一つであり，本書に登場するということは，もちろん性感染症の一つでもある．

　赤痢アメーバ症は，腸管原虫赤痢アメーバ *Entamoeba histolytica* という寄生虫による感染症で，栄養型アメーバ（以下，栄養型）とシスト型アメーバ（以下，シスト）という 2 つの形態で存在する．感染から発症までは，ヒトがシストを経口摂取したのち，シストが小腸で栄養型に変化し，その栄養型が大腸に達して分裂増殖することで

JCOPY 498-02158

大腸炎を起こすという流れになる．大腸に寄生したアメーバは大腸内にシストを排出し，そのまま肛門から排泄されたシストを何らかの形で他者が経口摂取することで感染が伝播していくのである[2]．栄養型は温度変化に弱いため体外に出ると1〜2時間程度で動かなくなり他者への感染力をなくすことから，患者個人の臨床症状に関与するのは栄養型だが，他者への感染伝播に関与するのはシストということになる．

以上のことを考えてみれば当たり前のことだが，性行為でいえば，アナルセックスのみではアメーバには感染せず，肛門-口の経路があって初めて感染が成立するのである（これはもちろん，サルモネラやキャンピロバクターなど他の腸管感染症にも当てはまる）．

このことは学術的にも証明されており，Hungら[3]が，台湾の無料性感染症検査場で匿名アンケートをとることにより，アナルセックスはアメーバ感染の有意なリスク因子ではなく（オッズ比：1.153，95%信頼区間：0.434-3.064），肛門を舐める行為などの肛門-口の経路こそがアメーバ感染の有意なリスク因子であること（オッズ比：4.016，95%信頼区間：1.711-9.427）を示した研究は，この業界ではよく知られた業績の一つである．

本邦における，2014年時点での赤痢アメーバ症患者の内訳では輸入感染例が十数%で，約80%は国内での感染であった．国内感染のうち大半は感染経路不明と報告されているが，次に多いのが同性・異性間での性的接触である[4]．おそらく肛門を舐めている，あるいは肛門に触れた性器などを舐めているものと予想される．

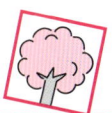

赤痢アメーバ症の4つの臨床分類

E. histolytica のシストを摂取してもそのほとんどが無症候性であり，約10%ほどが有症状となる．臨床病型は主に4つあり，頻度の高い順に無症候性持続感染（90%），アメーバ性大腸炎（8〜9%），アメーバ性肝膿瘍（1%），劇症型アメーバ赤痢（0.1%）となる．なお，この順番はそのまま重症度の低い順でもある．そして，無症候性持続感染以外の状態をアメーバ赤痢と呼ぶ 図1．本邦ではアメーバ赤痢は5類感染症として報告義務があるが，無症候性持続感染の赤痢アメーバ症は報告義務はないため，診断されないまま他者に感染伝播し続けている患者が水面下に潜んでいることが推測されている[5]．

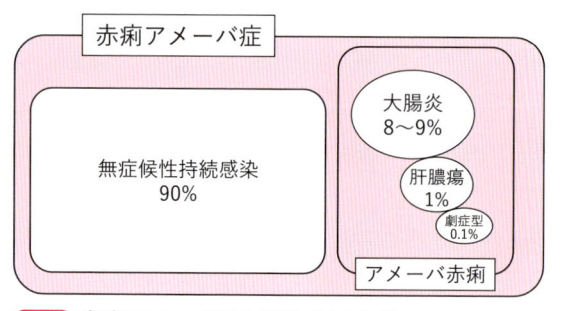

図1 赤痢アメーバ症の分類（筆者作成）

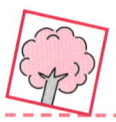

無症候性持続感染者（キャリア）

　無症候性キャリアのほとんどは感染持続期間約1年程度で，赤痢アメーバを発症することなく自然治癒すると考えられている[6]．一方で，無症候性キャリアのなかには回盲部〜上行結腸にかけて潰瘍病変が認められ，感染局所には栄養型赤痢アメーバが存在することがわかっており[7]，しかも未治療では1年以内に約20%程度でアメーバ赤痢を発症するとされている[8]．とはいえ無症候なので，キャリアの人たちは他に理由がない限り医療機関にくることはないため，いかにして無症候性キャリアを拾い上げるかが公衆衛生上重要な課題である．本邦において，アメーバ赤痢の既往のない初診のHIV患者における血清アメーバ抗体の陽性率が21.3%だったことや[8]，腸管症状のないHIV陽性者に対する大腸内視鏡スクリーニング検査において25%程度で血清アメーバ抗体が陽性になり，抗体陽性者の約44%で大腸に潰瘍病変を認めたこと[9]などを考慮すると，血清抗体検査による一次スクリーニングは無症候性キャリアの拾い上げに有用と考えられる．赤痢アメーバの専門家からは，HIVや梅毒と同様に，保健所でアメーバ血清抗体検査を行い，陽性であれば大腸内視鏡検査に進み，そこで潰瘍病変があれば赤痢アメーバ症として治療し，病変がなければシスト駆除の治療に進むという流れが提案されている[10]．

　なお，Yanagawaら[7]の報告では，無症候性キャリアの大腸内視鏡検査で見つかる潰瘍病変はほとんどが回盲部に限局しているが，その病理検査の感度は46%と低かったため，病理検査結果にかかわらず，血清抗体検査陽性＋潰瘍病変でアメーバ性潰瘍と診断して治療してしまうほうが患者のメリットは大きいと考えられる．

JCOPY 498-02158

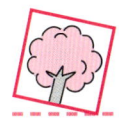

アメーバ性大腸炎

　いわゆる赤痢アメーバ症の代表的な臨床型である．大腸型の腸炎なので，他の病原体と同様，局所症状として腹痛，下痢，血便，粘液便が，全身症状として発熱，倦怠感，食欲不振，体重減少などが生じる．症状にも幅があり，熱も血便もない2週間続く水様便の患者に大腸内視鏡検査をしたら，偶然アメーバ性大腸炎が見つかった，なんてこともある．必ずしも急性発症とは限らず，数週〜数年の経過を辿ることもあり，潰瘍性大腸炎やクローン病などの炎症性腸疾患（IBD）との鑑別が非常に重要になる．IBD の治療薬である免疫抑制剤は赤痢アメーバ症の症状を悪化させるため，IBD を疑った際には必ずアメーバ赤痢の可能性を考慮すべきである．糞便の直接検鏡検査では文字通り直接アメーバの栄養体やシストを観察できるが，検査の感度・特異度は検者の技能に大きく依存し，熟練した検査技師でも PCR 検査と比較して感度は約50％程度とされる[11]．

　血清抗体検査は急性感染から5〜7日以内であれば感度は70％程度だが，2〜3週間も経てば感度90％にまで上昇するため，ある程度診断に有用である．ただし，感染から数年にわたり陽性が持続しうるため[12]，過去の感染の有無と現在の臨床症状がアメーバ赤痢らしいかを十分に検討した上で結果を解釈する必要がある．

　2021年から本邦でも糞便抗原検査が保険収載され，特殊な機器を必要とせずにベッドサイドで簡便に検査できるようになった．PCR 検査と比較した感度は44.7％と低いが，直接検鏡で栄養型のみ検出された検体では感度71.4％，栄養型とシスト両方が検出された検体では感度60.0％，シストのみ検出された検体では感度12.5％とばらつきがある．また，有形便では感度28.6％，下痢便では63.2％と差があることから[13]，下痢症状のある栄養型が活発な状態のアメーバ赤痢のほうが感度が高いことがわかる．糞便抗原検査の特異度は99.8％と非常に高いため，陽性であればアメーバ赤痢と診断してよいが，感度は最大でも70％程度なので，陰性だからといって完全に否定するのは難しい．

　症候性のアメーバ性大腸炎の患者で，大腸内視鏡検査で認められた潰瘍性病変の生検病理検査は，白苔が付着している部位では感度88％（HE 染色，PAS 染色ともに）と報告されているが[14]，生検で採取する部位やサンプル数などによってバラツキが生じうるため（生検サンプル数が多いほうが診断確率が上がる可能性が高い），

表1 赤痢アメーバ症の診断方法

病型	保険適用内			保険適用見込	保険適用外
	糞便検鏡	糞便抗原	病理	血清抗体	PCR
無症候性持続感染	△	×	○	◎	○
アメーバ性大腸炎	△	◎	○	◎	○
アメーバ性肝膿瘍	△	×～○*	×	◎	○
劇症型アメーバ赤痢	△	×～○*	◎	○	○

◎：まず，考慮すべき検査，○：続いて考慮すべき検査，△：考慮してもよい検査，
×：有用とは思わない検査.
*腸炎症状があれば有用だが，腸炎症状がなければ有用ではない.
（赤痢アメーバリファレンス[1]）

　どうしてもハッキリさせる必要がある場合には，腸液を凍結保存して，地方衛生研究所や感染症研究所などの研究機関やSRLなどの外注機関へPCR検査を依頼することになる.

　なお，HE染色に比べ，PAS染色のほうが圧倒的に栄養型を見つけやすいため，赤痢アメーバ症を疑っているときにPAS染色の追加を病理医に伝えることは，赤痢アメーバ症診療において重要なクリニカル・パールである. 赤痢アメーバ症の診断方法について**表1**にまとめた.

　実際の臨床現場では，大腸内視鏡検査で潰瘍病変があり，メトロニダゾールの経験的治療を試みて臨床症状や潰瘍病変が改善すれば，アメーバ赤痢だったと診断するという方法もある. この際，血清抗体検査が陽性であれば有力な補助診断となるため，早いところ本邦でも再び利用できるようになってほしい次第である.

　実は奥深い赤痢アメーバ症の前編をご紹介した. 性感染症的なポイントは，性器-肛門ではなく，肛門から口への経路の存在が感染リスクということである. 次回はアメーバ性肝膿瘍や劇症型アメーバ腸炎，各種治療のお話をお届けする.

●おまけ

　過去に栄養型アメーバの動画をアップしましたので，ご興味ある方は右の二次元コードからどうぞ.

JCOPY 498-02158

References

1) 赤痢アメーバリファレンス．https://ameba.ncgm.go.jp/

2) CDC. DPDx-Laboratory Identification of Parasites of Public Health Concern. Amebiasis. https://www.cdc.gov/dpdx/amebiasis/index.html

3) Hung CC, Wu PY, Chang SY, et al. Amebiasis among persons who sought voluntary counseling and testing for human immunodeficiency virus infection：a case-control study. Am J Trop Med Hyg. 2011；84：65-9.

4) 性感染症としてのアメーバ赤痢の国内疫学，2000〜2013年．IASR．2016；37：241-2.

5) Yanagawa Y, Nagashima M, Gatanaga H, et al. Seroprevalence of *Entamoeba histolytica* at a voluntary counselling and testing centre in Tokyo：a cross-sectional study. BMJ Open. 2020；10：e031605.

6) Blessmann J, Ali IK, Nu PA, et al. Longitudinal study of intestinal *Entamoeba histolytica* infections in asymptomatic adult carriers. J Clin Microbiol. 2003；41：4745-50.

7) Yanagawa Y, Nagata N, Yagita K, et al. Clinical features and gut microbiome of asymptomatic *Entamoeba histolytica* infection. Clin Infect Dis. 2021；73：e3163-71.

8) Watanabe K, Aoki T, Nagata N, et al. Clinical significance of high anti-*Entamoeba histolytica* antibody titer in asymptomatic HIV-1-infected individuals. J Infect Dis. 2014；209：1801-7.

9) Watanabe K, Nagata N, Sekine K, et al. Asymptomatic intestinal amebiasis in Japanese HIV-1-infected individuals. Am J Trop Med Hyg. 2014；91：816-20.

10) 血清抗赤痢アメーバ抗体検査：潜伏性赤痢アメーバ持続感染者スクリーニングとしての可能性．IASR．2016；37：248-9.

11) Fotedar R, Stark D, Beebe N, et al. Laboratory diagnostic techniques for Entamoeba species. Clin Microbiol Rev. 2007；20：511-32.

12) Petri WA Jr, Singh U. Diagnosis and management of amebiasis. Clin Infect Dis. 1999；29：1117-25.

13) Yanagawa Y, Shimogawara R, Endo T, et al. Utility of the rapid antigen detection test *E. histolytica* quik chek for the diagnosis of *Entamoeba histolytica* infection in nonendemic situations. J Clin Microbiol. 2020；58：e01991-20.

14) 柳川泰昭，永田尚義．アメーバ性腸炎の内視鏡診断．IASR．2016；37：246-8.

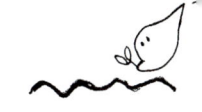

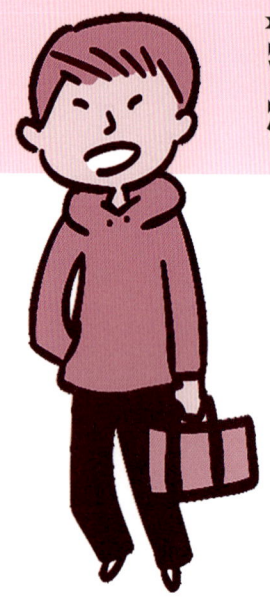

Episode 16

実は性感染症，赤痢アメーバ症 ②

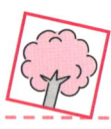
アメーバ性肝膿瘍

　赤痢アメーバが大腸粘膜から血行伝播し，肝臓に達するとアメーバ性肝膿瘍を形成することがある（アメーバ性脳膿瘍を起こすこともあるが，基本的にはケースレポートが中心の稀な合併症である）.

　アメーバ性肝膿瘍の主な症状は発熱で，約95.2%のケースでみられる. ただし，その他の症状はパッとせず，腹痛が55.6%，下痢が46.0%，血便は19.0%と，症状のみでアメーバ性肝膿瘍を想起するのはなかなかに困難である 表1 [1]. 日本人の赤痢アメーバ症の特徴をまとめたWatanabeら[1]の報告では，アメーバ性肝膿瘍では胸痛が11.1%でみられたのに対してアメーバ性大腸炎では胸痛を訴えたのはゼロであること，血液検査で白血

表1 アメーバ性大腸炎とアメーバ性肝膿瘍の臨床所見の比較

	アメーバ性大腸炎	アメーバ性肝膿瘍	P値
下痢（%）	69.6	46.0	0.003
血便（%）	55.9	19.0	<0.001
腹痛（%）	22.5	55.6	<0.001
胸痛（%）	0	11.1	<0.001
最高体温*	36.8（36.5-37.4）**	39.0（38.8-39.5）**	<0.001
白血球数*	5,830（4,490-7,580）**	11,760（9,460-15,170）**	<0.001
CRP値*	0.62（0.16-3.02）**	19.15（10.53-24.75）**	<0.001

*中央値，**四分位範囲
（Watanabe K, et al. PLoS Negl Trop Dis. 2011；5：e1318[1]）

JCOPY 498-02158

球数や CRP 値がアメーバ性肝膿瘍で有意に高いことなどが報告されており，鑑別の一助となる可能性がある．とはいえ，アメーバ性肝膿瘍の症状は発熱のみということもあり，不明熱化することもある．なお，膿瘍が肝実質内にとどまっている間は臓器特異的な症状はないが，膿瘍が肝表面に達すると腹痛や右肩への放散痛を生じうる．同じ腫瘍でも，細菌性肝膿瘍は胆管閉塞や胆管炎などによる消化管からの直接進展や血流感染の結果生じるため比較的強めの症状が出現するが，アメーバ性肝膿瘍は 10 日間程度の比較的長めの経過で受診し，見た目の重篤感もあまりなく，画像検査で偶然膿瘍が見つかるというパターンをとることが多い．

　アメーバ性肝膿瘍は「肝膿瘍の存在＋アメーバの証拠」で診断されるが，アメーバの証拠を示すための検査のうち，糞便検鏡や糞便迅速抗原検査は陽性となりづらく，赤痢アメーバ抗体検査が診断補助に最も有用とされる．ただし赤痢アメーバ抗体検査は，Episode 15（p.98）で述べた通り 2025 年 4 月時点では本邦では保険適用外のため，現実的には，メトロニダゾールによる治療を行い，奏効すればアメーバ性肝膿瘍だったとあとから判断することもありうる．なお，アメーバ性肝膿瘍の治療では原則ドレナージは不要で，メトロニダゾール内服のみで治療できる．とはいえ，実際にはどうしてもアメーバと絞り込むための検査が利用できない場合や，細菌性肝膿瘍の可能性が除外できない場合，アメーバ性肝膿瘍としての治療経過中に臨床症状の改善に乏しい場合などでは，膿瘍ドレナージを行うことになると思われる．

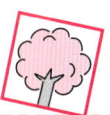

劇症型アメーバ赤痢

　劇症型アメーバ赤痢は，赤痢アメーバが大腸粘膜から漿膜側に進展し，腹腔内へ穿孔したことによる大腸穿孔で二次性の細菌性腹膜炎を起こした状態である．報告にもよるが，その致死率は 40〜89％にも及ぶ[2]．赤痢アメーバリファレンス[3]でも，2012〜2022 年までに日本国内から報告された腹膜炎を伴うアメーバ赤痢の症例がピックアップされているが，やはりその致死率も 33.3％と高率である．

　臨床症状は，赤痢アメーバ症の病変が回盲部に多いことを反映して右下腹部痛を訴えることが多いが，一般に右下腹部痛で私たち臨床医が想起する疾患は，そう，急性虫垂炎である．つまり，「急性虫垂炎による大腸穿孔」という臨床像を呈した患

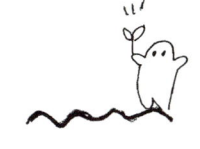

者のなかには，にっくき赤痢アメーバが潜んでいるかもしれない！　という認識が必要なのである．大腸穿孔の治療といえば，通常は緊急手術に加え，腸管内の嫌気性菌やグラム陰性桿菌をカバーする抗菌薬が投与される．重症であればおそらくメロペネムやピペラシリン・タゾバクタムのような広域スペクトラムのβ-ラクタム系抗菌薬が選択されることが多いと思われるが，残念ながらこれらの抗菌薬は赤痢アメーバには効果がない……．つまり，大腸穿孔の原因が赤痢アメーバ症だった場合には，メトロニダゾールが投与されない限り，術後の縫合不全や新たな大腸穿孔を繰り返し，致命的な経過を辿ってしまうのである（なんという恐ろしく悲しい事象だろうか）．よって，大腸穿孔の原因がはっきりしない場合や，性感染症罹患のリスクがある場合には，病理部に赤痢アメーバ症の疑いがあることを伝え，PAS 染色の追加を依頼すべきである[4]．切除した組織の PCR 検査でも診断可能だが，現時点では保険適用外である．なお，劇症型アメーバ赤痢の薬物治療は，通常のアメーバ性大腸炎と同じくメトロニダゾールを 10〜14 日間投与で OK である．経口摂取が困難な間は，メトロニダゾールの点滴静注で治療開始し，経口摂取できるようになった時点で経口のメトロニダゾールに変更すればよい．

赤痢アメーバ症の治療の流れのまとめ 表2

◆有症状の場合（アメーバ赤痢の場合）

栄養型の治療

　前述の通り，アメーバ赤痢の治療はメトロニダゾールであり，これは栄養型への治療である．治療効果判定で最も重要なものは臨床症状であり，治療後の便検査は通常不要である．アメーバ性肝膿瘍も，画像で膿瘍が消失するまで 1 年以上を要す

表2 赤痢アメーバ症の治療方法

	治療薬	用法・用量	治療期間
栄養型の治療*	メトロニダゾール	1 回 500 mg を 1 日 3 回	10〜14 日間
シスト駆除**	パロモマイシン	1 回 500 mg を 1 日 3 回	10 日間

*主に，アメーバ性大腸炎，アメーバ性肝膿瘍．
**無症候性キャリアの治療も含む．

JCOPY 498-02158

ることがあるため，発熱や腹痛などの臨床症状が改善していれば画像フォローは不要で，治療期間の延長も不要とされている．

シスト駆除

一方で，シストに対する治療はメトロニダゾールは無効で，パロモマイシンの内服が必要である．シストを駆除する目的は，残存シストによるアメーバ赤痢再燃リスクを防ぐため，ということもなくはないが，他者への感染性の予防という公衆衛生的なメリットを得ることのほうが大きい．ただし，赤痢アメーバに感染した人の約9割は無症候性持続感染であることから，アメーバ赤痢を発症した有症状者のシストだけを駆除したとしても公衆衛生学的なインパクトは限定的である．よって，世の中から赤痢アメーバを駆除するためには，無症候性キャリアの積極的な拾い上げが必要であり，そのためには血清抗体検査や糞便PCR検査を活用する必要がある（しつこいようだが，現時点では両者とも保険適用外である）．

なお，赤痢アメーバ症の感染リスクは肛門-口の経路が存在することなので，日常生活をともにするだけで性的接触のない家庭内感染はきわめて稀と考えてよい．よって，赤痢アメーバ症の急性期治療をメトロニダゾールで終えたあとのパロモマイシン投与はそんなに急ぐ必要はなく，のんびり構えてから投与すればよい．

とはいえ，どうせ投与するなら，面倒だからメトロニダゾールとパロモマイシンを同時に投与すればいいじゃん，と思うかもしれない．気持ちはわかるが，メトロニダゾールにもパロモマイシンにも消化器症状の副作用があることや，稀ながらアレルギー反応を起こした場合にどちらが原因薬剤かわからなくなるリスクがあることなどから，あえて同時投与せずに，メトロニダゾール投与から少し間隔を空けて（1～4週間程度）投与することが提案されている[3]．

他者への感染もそうだが，患者本人の赤痢アメーバ症の再感染を防ぐには，肛門-口の経路が主な感染経路であることを患者に情報提供し，男性同士の性交渉，肛門を舐める行為，あとは発展途上国における加熱処理されていない水や食べ物の摂取，河川での遊泳（赤痢アメーバに感染している誰かが河の上流で排便しているかもしれない）などが感染リスクになりうることを十分に理解してもらい，なるべくリスク行為を避ける重要性を知ってもらうことである．

◆無症状の場合（無症候性持続感染の場合）

以前は，無症候性持続感染はガチの無症候であり，ただシストが存在するだけで

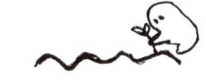

組織損傷はないと考えられていたが，大腸内視鏡検査をしてみると，回盲部を中心とした潰瘍性病変が認められることがわかってきた[5]．この研究では，症例数は少ないものの，大腸内視鏡検査を受けた無症候性キャリア6例すべてで回盲部を中心に潰瘍性病変を認め，その部分を生検してみると，局所には栄養型赤痢アメーバが存在することが示された[5]．

　稀ながら，アメーバ性大腸炎治療後にパロモマイシンを投与されずに無症候性キャリアとなり，そこからアメーバ性大腸炎を再発した例も報告されている[6]．この事例は，頻回の水様便で受診した41歳女性が，病理検査とPCR検査でアメーバ性大腸炎と確定診断されメトロニダゾールで治療を受けたあと，完全に無症状になっていたにもかかわらず，約10ヵ月後の大腸内視鏡検査では盲腸に潰瘍性病変を認め，しかも検査の数日後から頻回の水様便が出現し，再度アメーバ性大腸炎と診断された．「え，それって単にどこかで再感染しただけなんじゃ？」と思うかもしれないが，最初と2回目の *E. histolytica* の genotype が同一であり，パロモマイシン未投与による持続感染からの再燃であろうと考えられた．

　以上のことから，何らかの形で無症候性キャリアとわかった場合でも，パロモマイシンだけ投与していればよいというものではなく，全例で大腸内視鏡検査を行うことが勧められるが，世界では必ずしも日本のように内視鏡検査へのアクセスがよい地域ばかりではないため，この辺りはエキスパートたちの新たな戦略を待ちたいところである．

参考文献

1) Watanabe K, Gatanaga H, Escueta-de Cadiz A, et al. Amebiasis in HIV-1-infected Japanese men：clinical features and response to therapy. PLoS Negl Trop Dis. 2011；5：e1318.

2) Gonzales MLM, Dans LF, Sio-Aguilar J. Antiamoebic drugs for treating amoebic colitis. Cochrane Database Syst Rev. 2019；1：CD006085.

3) 赤痢アメーバリファレンス．https://ameba.ncgm.go.jp/

4) Kawashima A, Yanagawa Y, Shimogawara R, et al. Amebiasis as a sexually transmitted infection：a re-emerging health problem in developed countries. Glob Health Med. 2023；5：319-27.

5) Yanagawa Y, Nagata N, Yagita K, et al. Clinical features and gut microbiome of asymptomatic *Entamoeba histolytica* infection. Clin Infect Dis. 2021；73：e3163-71.

6) Yanagawa Y, Arisaka T, Kawai S, et al. Case report：acute amebic colitis triggered by colonoscopy：exacerbation of asymptomatic chronic infection with *Entamoeba histolytica* accompanied by dysbiosis. Am J Trop Med Hyg. 2019；101：1384-7.

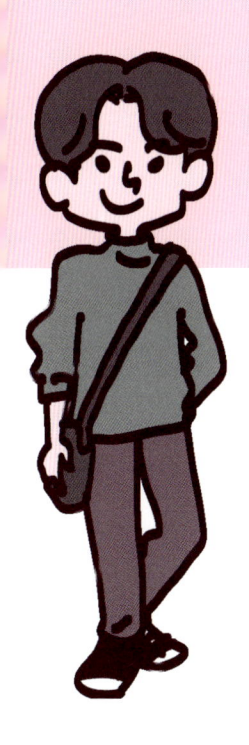

サクッと学ぶ
HIV 感染症の昔と今

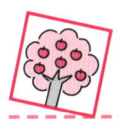

HIV 感染症の昔と今

　歴史って本当に大事である．何かを学ぶときに，「なぜ，今こうなのか？」を理解したければ，まずは歴史を学ぶことをオススメする．というわけで，HIV 感染症の昔と今について，歴史を追いながらサクッと振り返ってみよう．

　HIV が発見されたのは 1983 年のことだが，実はそれより前の 1981 年の時点で米国のゲイコミュニティの一部でニューモシスチス肺炎，サイトメガロウイルス感染症，口腔・食道カンジダ症に同時罹患した患者が複数報告されていた[1]．高度な免疫不全状態でしかこれらの疾患に同時罹患することはないため，なんらかの後天性の免疫不全が疑われたが，その時点では原因は不明であった．おそらくこれは HIV 感染症による後天性免疫不全症候群 acquired immunodeficiency syndrome（AIDS）を発症していたと考えられるが，通常 HIV に感染してから AIDS 発症までは年単位の経過を要するため，ここよりさらに数年前の時点で，すでに HIV が人間のコミュニティ内に入り込んでいたと予想される．

　HIV が 1983 年に発見され，そこから抗 HIV 薬の研究が進んだことで，1987 年には最初の抗 HIV 薬であるジドブシンが認可された．しかし，このジドブシン単剤ではウイルスを完全には抑制できず，また耐性ウイルスを誘導することから結果的には AIDS 発症を遅らせる程度の効果しか得られなかった（ただし，このジドブシンを元にその後の抗 HIV 薬開発につながっていったことや，ジブドシンのおかげで AIDS 発症を遅らせられたことで，後述する多剤併用療法認可まで命がつながった

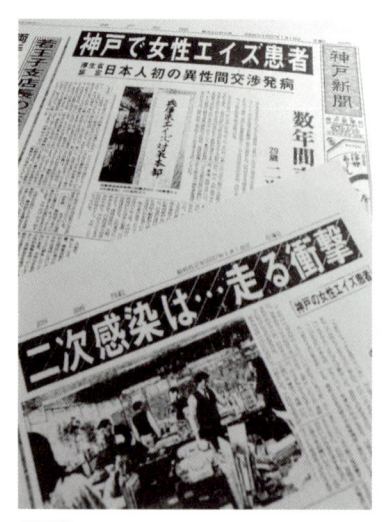

図1 神戸新聞のエイズ記事

人も少なからず存在したことは認識しておきたい).

　日本でも HIV/AIDS に対する混乱や不安，恐怖はあったが，1987 年 1 月 17 日に日本人女性初の AIDS 患者が確認されたと翌日の神戸新聞が報じたことをきっかけに，後に「神戸エイズパニック」といわれるほどの混乱が一気に日本中を駆け巡ったことが記録されている **図1**[2]．このあたりの図式が，新型コロナウイルス感染症のパンデミックに酷似していると感じたのは私だけではないであろう．人類は，学び続けない限り，歴史を繰り返すのである．

　とはいえ，天然痘然り，新型コロナウイルス感染症然り，いつの時代も人類は常に感染症との戦いに真っ向から対峙し，何度敗れても必ず這い上がって勝利を手にしてきた歴史がある．HIV に関しても同様で，1990 年代には，3 種類の抗 HIV 薬を同時に服用し続けることで，ついに体内の HIV を検出できないレベルにまで低下させ，その状態を維持することに成功した．この画期的な治療法は当時，highly active anti-retrovirus therapy（HAART）と呼ばれ，HIV 感染者の予後を劇的に改善した．HAART はさらに改良が進められ，highly に active なのはもはや当たり前になったため，現代では単に anti-retrovirus therapy（ART）と呼ばれる．そして今や，ART さえ内服し続ければ，HIV 感染者は非 HIV 感染者と遜色ない寿命をまっとうできるようになり，もはや HIV 感染症は死の病などではなく，慢性疾患の一つ

JCOPY 498-02158

へと変貌したのである.

　ところが,その慢性疾患としての姿はただの慢性感染症ではなく,HIVの持続感染による慢性炎症がさまざまな代謝異常を引き起こすことが判明した.HIV感染者では,そうでない人に比べてインスリン抵抗性が増大し血糖悪化リスクが高いことや[3],心血管イベント[4],脳梗塞の増加[5],骨粗鬆症による骨折の増加[6]などがみられたのである.これらの生活習慣病対策をHIV専門医だけですべて行うには無理があるため,ARTの調整などHIVの専門的な内容についてはHIV専門家が調整するとして,HIV患者の生活習慣病対策にはプライマリ・ケア医が関わることが必要である.しかし,プライマリ・ケア医へのHIV感染症の知識の啓発はまだ十分とはいえず,今後もHIV専門家とプライマリ・ケア医の距離を縮めるべく,両者が歩み寄り続けることに期待したい.

　幸い,ARTを早期に開始することでこれら慢性炎症に伴う疾患の発生リスクも下げることができるため[7],ARTによる個人への恩恵は非常に大きいといえる.

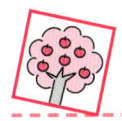 ## T as P, U=U, 95-95-95 とはなんぞや?

　近年では,抗HIV薬は個人だけでなく集団への恩恵も大きいことがわかっている.HIV感染症を適切に治療することでその後の感染伝播を減らせること[8]が示されており,これをTreatment as Prevention(予防としての治療),「T as P」と呼ぶ.また,治療によりHIVが検出限界以下になれば,コンドームを使用しないセックスでも他者に感染させないことも示されており[9],これをUndetectable＝Untransmittable(検出しなければうつらない),「U=U」と呼ぶ.この,T as PとU=Uの事実から,HIVは今後の新規感染者を劇的に減らすことが期待されている.

　世界に目をやると,HIV感染症の患者数はサハラ砂漠以南アフリカで最も多く,アジア太平洋,ラテンアメリカと続く.そして今でも世界中で新規患者の発生は続いているが[10] 図2,それでも新規のHIV感染症・AIDS患者はいずれも減少傾向である 図3 [10].

　そんななか,HIV新規感染者のさらなる減少に向けて,2014年に国連合同エイズ計画(UNAIDS)から「90-90-90」という目標数値が提示された.これは,①感染者の90%以上が「診断」を受け感染を自覚すること,②診断を受けた感染者の90%

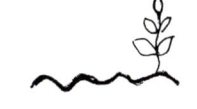

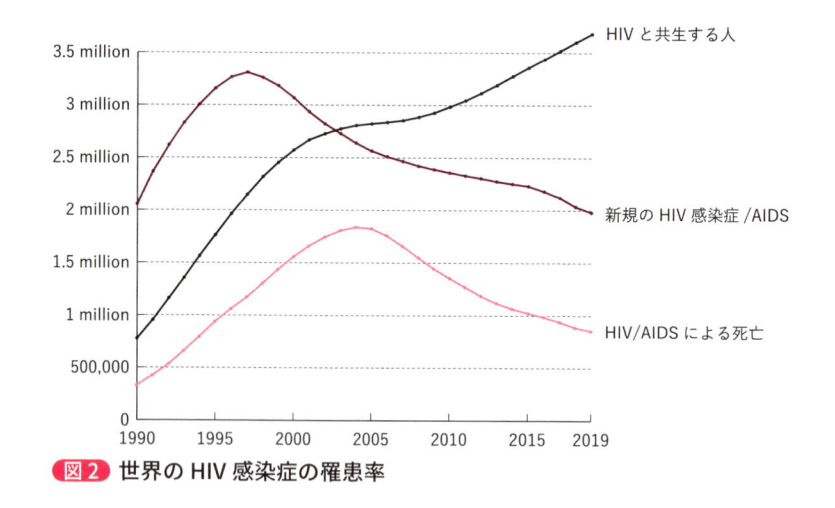

図2 世界の HIV 感染症の罹患率

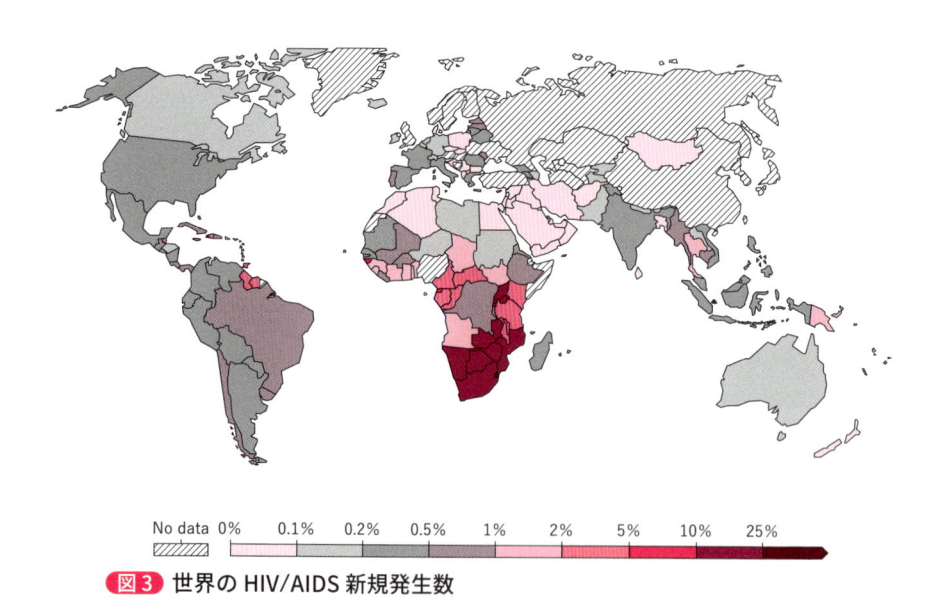

No data 0%　0.1%　0.2%　0.5%　1%　2%　5%　10%　25%

図3 世界の HIV/AIDS 新規発生数

以上が「治療」を受けること，③治療中の感染者の 90%以上で血中ウイルス量を「抑制」すること，の3つを達成できれば，おのずと新規 HIV 感染者は減っていくとの予測を示している[11]．まさに前述の T as P と U＝U である．

JCOPY 498-02158

表1 2023年にUNAIDSが示した新たな2025年AIDSターゲットの指針

目標数値	内容
95%	・HIV陽性者の95%が自分の感染を知る. ・HIV陽性者の95%が治療を受ける. ・治療を開始した人の95%がウイルス量を抑制した状態を維持する.
10%未満	・懲罰的な法律や政策のある国の割合. ・スティグマや差別を経験する人の割合. ・ジェンダーに基づく暴力や不平等を経験する人の割合.
90%以上	・HIV陽性者およびHIVの感染リスクに晒されている人の90%がそれぞれの事情に合った包括的なサービスにつながることができる.

（https://aidstargets2025.unaids.org/より）

　その後，この90-90-90方略が一定の成功を納めたことから，UNAIDSは2023年以降もこの方略を継続する方針を発表した．ただし，今回の目標はさらに高い95%に引き上げられており，90-90-90ではなく「95-95-95」に改められ，さらに野心的な目標を掲げたのである **表1**．そして，これらに加えて，検査と治療だけでなく，包括的な予防についてや生殖可能年齢層の女性とHIVの曝露を受けた小児に関する対応，ジェンダー，スティグマなどへの対応など，さらに広いアプローチも含まれるようになった[12]．

　世界ではそんな感じで打倒HIV/AIDSへの機運が高まっているが，日本の現状はどうだろうか．日本は世界的にはHIV感染者数は少ない部類に入り，新規HIV患者も減少傾向であるが，一方で新規AIDS患者の数は一進一退を繰り返している[13]．HIVに感染している人のうち，感染を自覚していない（検査していない）人は20%程度存在するといわれており，日本でも約4,000人がHIV感染に気づいていないと推定されている[14]．これら気づいていない人たちが，診断されることなく未治療のまま経過すると，いわゆる「いきなりAIDS」の状態で発見されることになるため，気づいていない層への啓発は喫緊の課題である．たしかにARTの進歩のおかげでHIVは平均寿命をまっとうできる慢性疾患へと変貌したが，HIVが進行してCD4陽性リンパ球の割合が低下した状態で治療開始した群では，そうでない群と比べて余命が短いことも示されており[15]，早期発見・早期治療の重要性はもはや疑う余地のないところなのである．

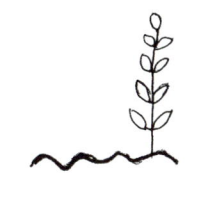

🔗 References

1) Centers for Disease Control (CDC). *Pneumocystis pneumonia*—Los Angeles. MMWR Morb Mortal Wkly Rep. 1981 ; 30 : 250-2.

2) 神戸新聞 NEXT.「エイズパニック」を教訓に 日本人女性初感染時に顔写真や個人情報，デマも広まる．https://www.kobe-np.co.jp/news/sougou/202101/p3_0014030186.shtml

3) Araujo S, Bañón S, Machuca I, et al. Prevalence of insulin resistance and risk of diabetes mellitus in HIV-infected patients receiving current antiretroviral drugs. Eur J Endocrinol. 2014 ; 171 : 545-54.

4) Triant VA, Lee H, Hadigan C, et al. Increased acute myocardial infarction rates and cardiovascular risk factors among patients with human immunodeficiency virus disease. J Clin Endocrinol Metab. 2007 ; 92 : 2506-12.

5) Chow FC, Regan S, Feske S, et al. Comparison of ischemic stroke incidence in HIV-infected and non-HIV-infected patients in a US health care system. J Acquir Immune Defic Syndr. 2012 ; 60 : 351-8.

6) Triant VA, Brown TT, Lee H, et al. Fracture prevalence among human immunodeficiency virus (HIV)-infected versus non-HIV-infected patients in a large U. S. healthcare system. J Clin Endocrinol Metab. 2008 ; 93 : 3499-504.

7) INSIGHT START Study Group ; Lundgren JD, Babiker AG, Gordin F, et al. Initiation of antiretroviral therapy in early asymptomatic HIV infection. N Engl J Med. 2015 ; 373 : 795-807.

8) Cohen MS, Chen YQ, McCauley M, et al ; HPTN 052 Study Team. Antiretroviral therapy for the prevention of HIV-1 transmission. N Engl J Med. 2016 ; 375 : 830-9.

9) Rodger AJ, Cambiano V, Bruun T, et al ; PARTNER Study Group. Risk of HIV transmission through condomless sex in serodifferent gay couples with the HIV-positive partner taking suppressive antiretroviral therapy (PARTNER) : final results of a multicentre, prospective, observational study. Lancet. 2019 ; 393 : 2428-38.

10) Our World in Data. HIV/AIDS. https://ourworldindata.org/hiv-aids

11) UNAIDS. 90-90-90 : Treatment for all. https://www.unaids.org/en/resources/909090

12) UNAIDS. 2025 AIDS TARGETS. https://aidstargets2025.unaids.org/

13) 厚生労働省エイズ動向委員会．令和 5（2023）年 エイズ発生動向―概要―．https://api-net.jfap.or.jp/status/japan/data/2023/nenpo/r05gaiyo.pdf

14) Iwamoto A, Taira R, Yokomaku Y, et al. The HIV care cascade : Japanese perspectives. PLoS One. 2017 ; 12 : e0174360.

15) Trickey A, Sabin CA, Burkholder G, et al. Life expectancy after 2015 of adults with HIV on long-term antiretroviral therapy in Europe and North America : a collaborative analysis of cohort studies. Lancet HIV. 2023 ; 10 : e295-307.

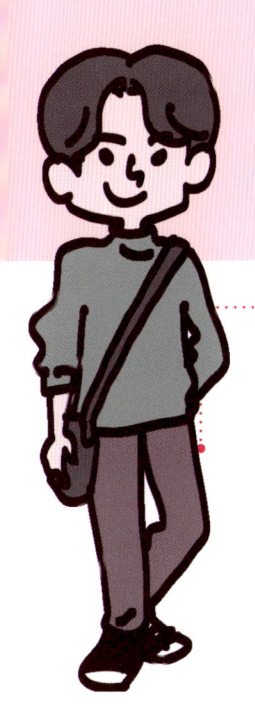

サクッと学ぶ
HIV 感染症の臨床所見 ①

　HIV 感染症の診療では，急性感染期，無症候性キャリア期，AIDS 期の主に3つの病期に分けて考えるが，まずは急性感染期についてみていこう．

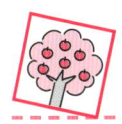

HIV の急性感染期

　HIV に感染すると，感染5日目あたりから徐々に HIV-RNA 量が増加し始める eclipse phase と呼ばれる時期に入る．そもそも，血中の HIV-RNA 量が増加し始めるまで HIV 感染症と診断することはできないわけだが，HIV-RNA 量が増加し始めたとしてもその量が少なすぎるため，現在の検査では HIV-RNA が検出できない時期が感染から数えて約8〜10日間続く．感染10日目あたりを超えると，ついに検査で血中の HIV-RNA が検出できるようになるため，ここで初めて急性 HIV 感染症が診断できるようになる 図1 ．

　HIV-RNA を検出できるようになった後，順に p24 抗原，HIV-IgM/IgG 抗体が検出できるようになっていく．このように HIV の急性感染期には，感染からの日数によって診断に有用な検査項目が異なることがわかる（ちなみに，この eclipse phase は「暗黒期」と和訳されるウイルス学用語だが，「眼前暗黒感」と並ぶ，なんとも中二病感をくすぐる医学用語の一つではないかと思うのは筆者だけであろうか……）．第1世代と呼ばれる初期の HIV 検査は ELISA 法により HIV-IgG 抗体を検出するもので，陽性になるまでの日数は35〜45日間と比較的長期間を要していたが，現在日本で使用できる第4世代の HIV 検査では，感染から約2週間程度経過し

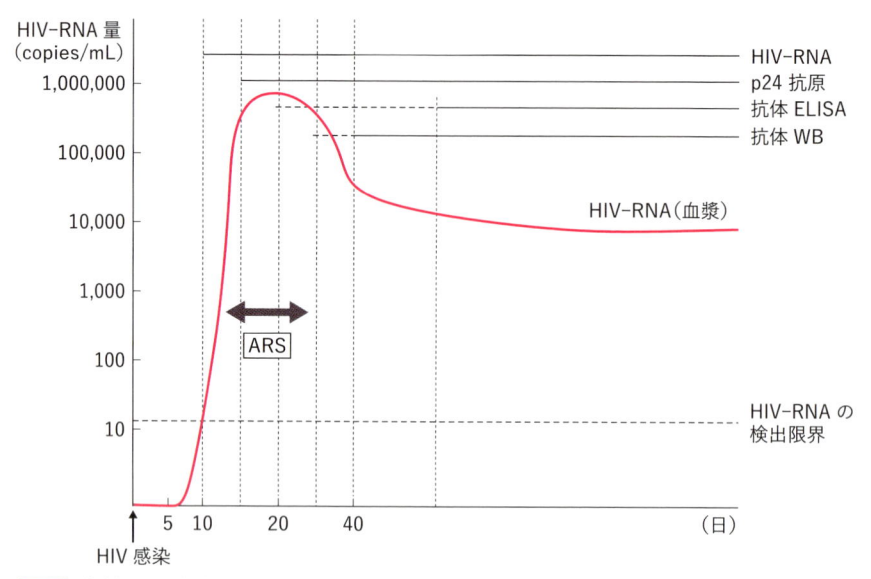

図1 急性 HIV 感染症の HIV-RNA 量と各検査項目の陽性時期との関係 （筆者作成）
WB：Western blot，ELISA：enzyme-linked immuno sorbent assay，ARS：acute retroviral syndrome.

表1 主な HIV の検査

検査方法		検出物質	陽性までの日数
ELISA 法	第 1 世代	IgG 抗体	35〜45 日
	第 2 世代	IgG 抗体	25〜35 日
	第 3 世代	IgG・IgM 抗体	20〜30 日
	第 4 世代	IgG・IgM 抗体 p24 抗原	15〜20 日
WB 法		IgG 抗体	45〜60 日
核酸増幅検査（PCR 検査など）		RNA	10〜15 日

（Owen SM. Curr Opin HIV AIDS. 2012；7：125-30[1]）

ていれば HIV の p24 抗原を検出できるようになっており，より早期に診断できるようになった **表1** [1]．詳細は次回の Episode で述べるが，この ELISA 法による検査はいわゆる HIV スクリーニング検査と呼ばれ，HIV 感染の取りこぼしを防ぐためにきわめて高い感度に設定されている．一方で，そのあまりの感度の高さゆえ，検査前確率が低い場合には大いに偽陽性が多発するため，原則 HIV スクリーニング検査のみで HIV 感染症と診断することはせず，陽性または判定保留の結果であれば確

JCOPY 498-02158

認検査に進む必要がある.

　このHIVスクリーニング検査をもってしても感染から約10～14日間は偽陰性を示すので，この時期はHIV-RNA定量検査でしか診断できないが，先に述べた通り感染から10日未満の間は現在の技術ではHIV-RNAを検出することができない. 急性感染後，HIVのウイルス量は最高 数十万 copies/mL にも達し，それが1～2週間続いたのちに，徐々にウイルス量は低下し，感染から3ヵ月以内にプラトーに達する.

　ちなみに，この最初のHIV-RNA量が多いほど，また急性HIV感染症の重症度が高いほどその後の死亡リスクが高まることが示されており[2]，予後指標の一つとなる. 一方で，宿主の細胞障害性T細胞の応答が強いと初期のHIV-RNA量が抑えられ，その後のHIV関連疾患の進行が遅くなることも知られている[3].

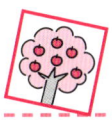

急性レトロウイルス症候群 (急性 HIV 感染症)

　さて，今度は患者の臨床所見側に目を向けてみよう. Eclipse phase を超えて感染から2～4週間程度経つと，感染者の65～95％で発熱，倦怠感，筋肉痛，皮疹，頭痛，咽頭痛，頸部リンパ節腫脹，関節痛など，まるでインフルエンザのような症状がみられる **表2**[4]. この症候性の急性HIV感染症のことを別名急性レトロウイルス症候群 acute retroviral syndrome (ARS) と呼ぶ[5]. 急性HIV感染症では異型リンパ球の出現など伝染性単核球症の臨床所見を呈することがあるため，EBウイルスとサイトメガロウイルスが陰性の伝染性単核球症を診た場合にARSを想起することは，HIV急性感染期の診断におけるポイントの一つである. ARSの多くは軽症～

表2 急性 HIV 感染症の症状

症状	頻度（％）	症状	頻度（％）
発熱	75	咽頭痛	40
倦怠感	68	頸部リンパ節腫脹	39
筋肉痛	49	関節痛	30
皮疹	48	寝汗	28
頭痛	45	下痢	27

（CDC. US public health service preexposure prophylaxis for the prevention of HIV infection in the United States—2017 update a clinical practice guideline[4]）

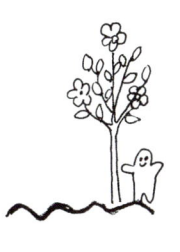

表3 HIV 感染症のハイリスク因子

・MSM	・性風俗産業従事者
・刑務所の囚人	・トランスジェンダー
・注射薬物使用者	

（WHO. Global health sector strategies on, respectively, HIV, viral hepatitis and sexually transmitted infections for the period 2022–2030[6]）

中等症でそこまで重症にならず，大体中央値 14 日間程度で自然に症状は消失するが，ときに髄膜炎や脳炎，顔面神経麻痺やギラン−バレー症候群などを起こすこともあるため，神経学的所見がないか念のため観察していくことが必要である．

とはいえ，急性の発熱・咽頭痛・皮疹・頸部リンパ節腫脹といったキーワードからの鑑別は，インフルエンザ，溶連菌咽頭炎，EB ウイルス感染症，急性サイトメガロウイルス感染症，2 期梅毒，急性トキソプラズマ感染症など多岐にわたるため，即座に急性 HIV 感染症を疑うことは経験のある臨床医でも難しいことがある．さらに，発熱・下痢で受診した場合には単なる急性ウイルス性腸炎と誤診される可能性もある．

よって，私たち臨床医に求められるのは，「いつもよく診るコモンな感染症かもしれないが，もしかしたらまさかの急性 HIV 感染症もあるかも……」といった慎重な姿勢であろう．もちろん，毎回すべての患者に急性 HIV 感染症を疑うのは効率的ではないので，慣れるまでは性風俗産業従事者や MSM などの HIV 感染症のハイリスク因子を有する場合に疑うことから始めるとよい **表3**[6]．

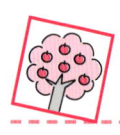

急性 HIV 感染症の治療

急性 HIV 感染症の急性症状は，対症療法のみで通常 1～3 週間程度で自然に改善していくが，早期に抗 HIV 薬 anti-retrovial therapy（ART）を開始することで，①急性 HIV 感染症の症状が早く改善する，②免疫系へのダメージを最小限にする，③潜伏 HIV reservoir pool の縮小（HIV に潜伏感染している CD4 陽性 T 細胞の数を低下させる），④その後の他者へ HIV を感染させるリスクを減らす，といったメリットがある．Lama ら[7]は，急性感染後すぐに ART を始めた群と，6 ヵ月後に ART を始めた群を比較したところ，すぐに ART を開始したほうが，48 週後時点での

JCOPY 498-02158

CD4 陽性 T リンパ球数が多く，研究期間の間，性感染症，呼吸器疾患，日和見疾患の罹患割合が低かったことを報告している．また，すべての症例に該当するものではないが，急性期から ART を開始すると，たとえ途中で ART を中断しても HIV-RNA が検出レベル以下に抑えられたまま経過したとの報告もあり[8]，より早期から ART を開始するメリットは大きい．

そして，当然のことながら早期に治療開始すれば血中の HIV-RNA 量はどんどん下がっていくので，他者への感染リスクも低下し，新規感染者の低下につながるのである．実際に，急性 HIV 感染症を起こした男性の精液中には，慢性期よりも感染早期のほうが HIV 量が多く存在し，他者への感染リスクが高いとされる[9]．

以前は，ART の開始時期については CD4 陽性リンパ球がある程度下がってから治療していた時期や，HIV-RNA 量と CD4 陽性リンパ球数との組み合わせで治療開始時期が細かく設定されていた時期もあるが，現在では急性 HIV 感染症であろうとなんであろうと，HIV 感染症と診断した時点で ART を開始することが推奨されている．HIV 感染症の治療については，米国保健福祉省 Department of Health and Human Service（DHHS）[10]や International Antiviral Society-USA（IAS-USA）[11]，European AIDS Society（EACS）[12]などがよく参照されるが，いずれのガイドラインでも，急性 HIV 感染症を含む HIV 感染症は診断後直ちに ART を開始することが推奨されている．

もちろん，HIV 治療の専門家以外の医師は，HIV 感染症を診断したら最初の治療はすべて専門家に任せて OK である．急性 HIV 感染症を診断したら早期の ART 開始が望ましいとはいえ，通常は緊急性はないため，数日以内に HIV の専門家の予約がとれる外来へ紹介するとよい．

📄 References

1) Owen SM. Testing for acute HIV infection：implications for treatment as prevention. Curr Opin HIV AIDS. 2012；7：125-30.

2) Lavreys L, Baeten JM, Chohan V, et al. Higher set point plasma viral load and more-severe acute HIV type 1（HIV-1）illness predict mortality among high-risk HIV-1-infected African women. Clin Infect Dis. 2006；42：1333-9.

3) Pantaleo G, Demarest JF, Schacker T, et al. The qualitative nature of the primary immune response to HIV infection is a prognosticator of disease progression independent of the initial level of plasma viremia. Proc Natl Acad Sci U S A. 1997；94：254-8.

4) CDC. US public health service preexposure prophylaxis for the prevention of HIV infection in the

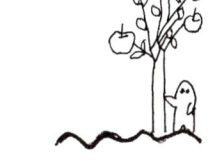

United States—2017 update a clinical practice guideline. https://www.cdc.gov/hiv/pdf/risk/prep/cdc-hiv-prep-guidelines-2017.pdf

5) Robb ML, Eller LA, Kibuuka H, et al；RV 217 Study Team. Prospective study of acute HIV-1 infection in adults in East Africa and Thailand. N Engl J Med. 2016；374：2120-30.

6) WHO. Global health sector strategies on, respectively, HIV, viral hepatitis and sexually transmitted infections for the period 2022-2030. https://www.who.int/publications/i/item/9789240053779

7) Lama JR, Ignacio RAB, Alfaro R, et al. Clinical and immunologic outcomes after immediate or deferred antiretroviral therapy initiation during primary human immunodeficiency virus infection：the sabes randomized clinical study. Clin Infect Dis. 2021；72：1042-50.

8) Sáez-Cirión A, Bacchus C, Hocqueloux L, et al；ANRS VISCONTI Study Group. Post-treatment HIV-1 controllers with a long-term virological remission after the interruption of early initiated antiretroviral therapy ANRS VISCONTI Study. PLoS Pathog. 2013；9：e1003211.

9) Pilcher CD, Joaki G, Hoffman IF, et al. Amplified transmission of HIV-1：comparison of HIV-1 concentrations in semen and blood during acute and chronic infection. AIDS. 2007；21：1723-30.

10) DHHS. Guidelines for the use of antiretroviral agents in adults and adolescents with HIV. https://clinicalinfo.hiv.gov/sites/default/files/guidelines/documents/adult-adolescent-arv/guidelines-adult-adolescent-arv.pdf

11) IAS-USA. Antiretroviral drugs for treatment and prevention of HIV infection in adults：2022 recommendations of the international antiviral society-USA panel. https://www.iasusa.org/resources/guidelines/

12) EACS. https://www.eacsociety.org/

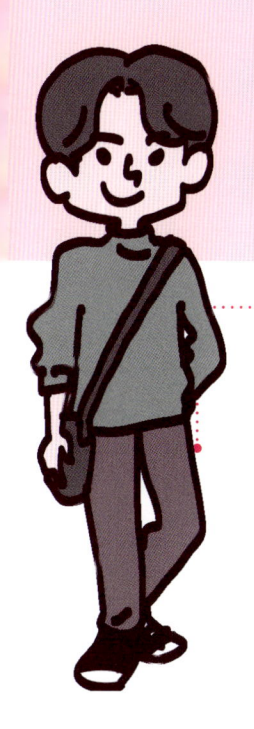

サクッと学ぶ
HIV 感染症の臨床所見 ②

HIV 感染症を診療する際には，急性感染期，無症候性キャリア期，AIDS 期の主に 3 つの病期に分けて考えるが，今回の Episode では無症候性キャリア期について概説する．

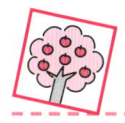

無症候性キャリア期

　この時期は，HIV に感染しているものの，まったく臨床症状がない状態である．その期間は人によってバラツキがあり，数年〜十数年とされるが，症状がなくとも CD4 陽性リンパ球は徐々に減少し続ける時期でもあり，未治療のままではいずれ AIDS 期へと進行することが必発である．Episode 17 でも述べたが，治療の目覚ましい進歩により，もはや HIV 感染症は ART さえ内服し続ければ HIV のない人たちと遜色のない寿命をまっとうできる慢性疾患となった．それはそれで間違いないのだが，HIV が進行して CD4 陽性リンパ球の割合が低下した状態で治療開始した群では，そうでない群と比べて余命が短いことも事実であり[1]，できる限り早期に発見して早期に治療を開始することがきわめて重要なのである．Episode 18 で述べた通り HIV に感染して 2〜4 週間後に急性 HIV 感染症を発症するため，その時点で感染した人を見つけられればベストである．一方で，急性 HIV 感染症と気づかずに自然に症状が改善してそのままフォローが途切れたり，そもそも急性 HIV 感染症の症状が軽すぎて医療機関を受診しないまま症状が消失してしまった場合には，HIV 感染急性期での診断機会を逃し，無症候性のキャリア期へと移行していくことになる．無症候性キャリア期にはまったく自覚症状がないため，自覚症状以外を手がかりとしたアプローチが

必要である.

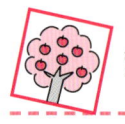
無症候性キャリア期を見つけるコツ

　自覚症状はないものの，通常この時期は HIV の p24 抗原も，HIV-IgM 抗体も HIV-IgG 抗体もすべて陽性になる時期なので，2025 年現在用いられている第 4 世代の HIV スクリーニング検査を施行しさえすれば，HIV 感染症を診断できる.

　では，どのような人たちに検査を勧めるべきか？

　ここで思い出していただきたいのが，まず，性感染症は複数合併しうるということである. すなわち，他の性感染症を診断したときには，すかさず HIV スクリーニング検査を追加するとよい. AYA（adolescent & young adult）世代の性感染症罹患リスク因子には，コンドーム不使用やパートナーが多いこと，不特定のパートナーがいること，薬物を使用したセックス，性感染症の既往などがあげられる[2] 表1 . そして，性感染症罹患リスクの高い集団といえば，MSM（men who have sex with men），刑務所の囚人，性風俗産業従事者，トランスジェンダーなどであり 表2 [3]，これらの集団では常に HIV 感染症の可能性を考慮しておく. また HIV は，精液や腟分泌液，直腸液といった体液を介してだけでなく，血液を介しても感染しうるため，血液汚染リスクのある行為（静注薬物使用など）がある人にも，ぜひ積極的に HIV スクリーニング検査を勧めたい.

表1 AYA 世代の性感染症罹患リスク因子

・コンドーム使用なし　　　　　・性行為時に薬物を使用する
・性行為のパートナー数が多い　・性感染症の既往がある
・パートナーが不特定

（Rusley JC, et al. Int J STD AIDS. 2022；33：634-40[2]）

表2 性感染症罹患リスクの高い集団

・MSM　　　　　　　　　・性風俗産業従事者
・刑務所の囚人　　　　　・トランスジェンダー
・注射薬物使用者

MSM：men who have sex with men
（WHO. Global health sector strategies on, respectively, HIV, viral hepatitis, and sexually transmitted infections for the period 2022-2030[3]）

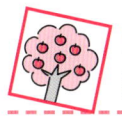

HIV スクリーニング検査を用いた
無症候性キャリア期の診断

　上述の通り，無症候性キャリア期は HIV スクリーニング検査で診断できるため，私たちが疑って検査した HIV スクリーニング検査が陽性であれば，晴れて HIV 感染症と診断……といきたいところだが，早まってはいけない！

　HIV スクリーニング検査は感度 100%，特異度 99.5%（※Abbott 社の CLIA 法キットのデータ）という，とんでもない高精度の検査であるが，他の検査同様，結果の解釈には検査前確率が大きく影響する．

　検査前確率 10%（10 人に 1 人陽性）という，かなり有病率の高い集団 100 人に対してこの検査を行った場合，真の陽性は 10 人であり，陽性的中率は 95.7%，陰性的中率は 100% なので，陽性でも陰性でも非常に信頼できる結果といえる 表3 ．一方で，たとえば検査前確率が 0.02%（約 5,000 人に 1 人*）といった有病率の低い集団 100 人を検査した場合には，真の陽性は 0.02 人なのでほぼ 0 人に近く，陽性的中率は 3.8% にまで落ち込む（陰性的中率は 100%） 表4 ．

表3 検査前確率 10%の 100 人の集団をみた場合

	HIV 感染あり	HIV 感染なし	合計
検査陽性	10	0.45	10.45
検査陰性	0	89.55	89.55
合計	10	90	100

・陽性的中率＝95.7%
・陰性的中率＝100%

表4 検査前確率 0.02%の 100 人の集団をみた場合

	HIV 感染あり	HIV 感染なし	合計
検査陽性	0.02	0.5	0.52
検査陰性	0	99.48	99.48
合計	0.02	99.98	100

・陽性的中率＝3.8%
・陰性的中率＝100%

---

* 参考：本邦における 2025 年時点での累積患者数は HIV 感染者が 24,532 人，AIDS 患者が 10,849 人（合計 35,381 人）である[4]．

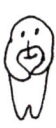

つまり，HIV スクリーニング検査陽性（または判定保留）の時点で，真の陽性らしいか偽の陽性らしいかは検査前確率からある程度推測できるものの，HIV 感染症と確定するためには次の確認検査に進む必要がある．そのため，HIV スクリーニング検査陽性の結果をみて，「HIV 感染症だ」とは言えないし，「HIV 感染症らしい」とも言ってはいけない．患者には，「HIV 感染症かどうかを確定するためには，次の検査に進む必要があるという結果が得られた」という事実のみ伝えればよいのである．もちろん，可能な限りスクリーニング検査の同意を得る時点で「偽陽性が多い検査である」ということを伝えておくことが望ましい．

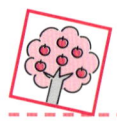

HIV 感染症の確認検査

HIV スクリーニング検査は，見落としを防ぐために高い感度が要求されるが，確認検査には高い特異度が求められる．かつて HIV 感染症の確認検査には，HIV 粒子の構成蛋白に対する IgG 抗体を検出するウェスタンブロット法（WB 法）が用いられていたが，HIV-1 と HIV-2 を同時には検査できず，交差反応もあること，WB 法で陽性になるまで感染から 30 日程度要すること，陽性化するまでの時間にかなり個人差があることなどの問題があった．世界的には，これらの問題が改善されたイムノクロマト法（IC 法）へと変更されてきた経緯があり，本邦でも『診療におけるHIV-1/2 感染症の診断ガイドライン 2020 版』から，HIV 感染症の確認検査には IC 法による HIV-1/2 抗体確認検査が推奨されている[5]．日本人を対象とした HIV-1/2 抗体確認検査の感度は 99.3%，特異度は 98.5% といずれも高い数値が報告されているが[6]，もしこの確認検査で判定保留となった場合には，後日再検することが勧められている．

また，この確認検査を行う際には同時に HIV の核酸増幅検査（PCR 法，TMA 法）を測定することも推奨されており，検査しさえすれば，HIV 感染症を見逃すリスクはグッと低くなったといえる（ちなみに，コマーシャルベースで測定できる HIV の核酸増幅検査は HIV-1 のみであり，HIV-2 は研究室レベルの検査となる）．

無症候性キャリア期にある HIV 感染症を診断する際の流れとしては，「性感染症全般または HIV 感染症のリスク因子がある」→「HIV スクリーニング検査が陽性」

JCOPY 498-02158

→「確認検査も陽性」→「HIV 感染症と確定」→「HIV の専門家に紹介」といった感じである．とにかく重要なことは，最初の HIV 感染症のリスク因子を認識し，HIV スクリーニング検査をしたほうがよい対象であると認識するところにある．

AIDS 期について

　AIDS 期とは，HIV 感染症が未治療のまま進行し，CD4 陽性リンパ球数が減少していった結果，高度な細胞性免疫不全状態となり，免疫正常者ではみられないような日和見疾患が起こった病期を指す．AIDS とは後天性免疫不全症候群 acquired immuno-deficiency syndrome のことだが，非医療従事者の間では HIV 感染症と AIDS を混同していることも多い．AIDS と診断するための指標疾患は合計 23 個あり，これらの疾患を診療した際には HIV 感染症を想起するようにしたい．なお，HIV 専門医や感染症専門医でもない限り，この 23 疾患を全部覚えるのは間違いなく厳しい……（私もすべては暗記していません！）．

　実際に AIDS 期の患者と出会う場面は，「最近 HIV 感染症と診断され，抗 HIV 薬を開始されたが CD4 陽性リンパ球数が上がってくる前に日和見疾患を発症してしまった場合」か「自分が HIV に感染していると気づかずに日和見疾患を発症した場合」である．前者の場合はおそらく，HIV 感染症治療の主治医と連絡がとれれば対応に困ることはないと思われるが，後者の場合は未診断の HIV 感染症が背景にあることを察知し，早めに HIV スクリーニング検査をする必要がある．

　さまざまな AIDS 指標疾患ごとにその頻度は異なり，全体で最も頻度が高いのはニューモシスチス肺炎（*Pneumocytis jirovecii* pneumonia：PCP）であり，次いでカンジダ，サイトメガロウイルス（cytomegalovirus：CMV）感染症と続く **図1**[7]．抗HIV 療法を 6 ヵ月以上行っていた群では CMV 感染症が最も多く，次いで PCP，カンジダと続く **図2**[7]．AIDS 指標疾患は，HIV に限らず高度に細胞性免疫が抑制される原因があれば起こりうるが，いずれにせよ AIDS 指標疾患を診た際には，必ず HIV スクリーニング検査を提出することが重要である．そして，HIV 感染症と診断したら，日和見疾患の治療も含めて，一度 HIV 感染症の専門家に相談することが望ましい．

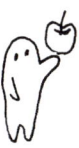

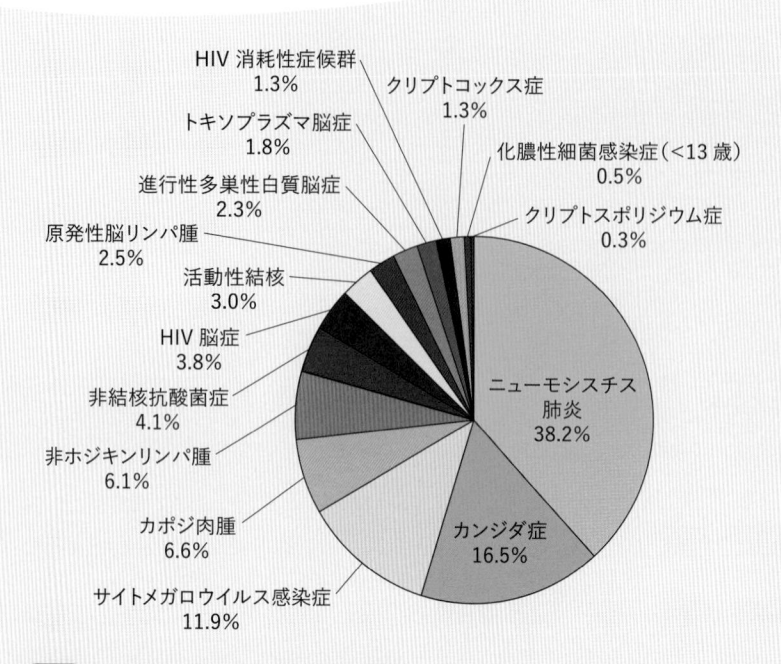

図1 2021 年の AIDS 指標疾患の頻度

（アンケート結果：日本における HIV 感染症に伴う日和見合併症・悪性腫瘍の動向－2022 年データ分析－[7]）

PCP は治らない肺炎？

　最も頻度の高い PCP の治療薬は ST 合剤だが，一般的に ST 合剤が肺炎治療で使用される頻度は少ないため，「セフトリアキソンやアンピシリン・スルバクタムで治療してもよくならず，アジスロマイシンやミノサイクリンなどで非定型肺炎の治療を追加してもよくならない肺炎」といった病像で臨床医の前に現れることがある．画像所見では胸膜直下が比較的スペアされた両肺野のびまん性のすりガラス影を呈するため，特発性間質性肺炎の急性増悪と認識された上で，ステロイドパルス療法が行われる可能性もある．

　先に述べた通り，PCP の主な治療は ST 合剤だが，$PaO_2 < 70$ mmHg または $A\text{-}aDO_2 \geqq 35$ の場合には副腎皮質ステロイドの併用が推奨されている[8]．実は PCP は，ST 合剤が投与されずにステロイド単独で治療された場合も，いったんは炎症が改

JCOPY 498-02158

原発性脳リンパ腫
2.2%

HIV 消耗性症候群
1.9%

クリプトスポリジウム症
1.5%

反復性肺炎
2.0%

化膿性細菌感染症(<13歳)
1.0%

単純ヘルペス
ウイルス感染症
2.3%

その他
0.9%

サイトメガロウイルス
感染症
19.4%

クリプトコックス症
2.4%

HIV 脳症
2.7%

トキソプラズマ脳症
3.2%

進行性多巣性
白質脳症
3.9%

ニューモシスチス
肺炎
12.5%

カポジ肉腫
5.8%

活動性結核
7.7%

カンジダ症
10.9%

非結核抗酸菌症
9.1%

非ホジキンリンパ腫
10.5%

図2 抗 HIV 療法を 6 ヵ月以上行っていた群での
2021 年の AIDS 指標疾患の頻度

(アンケート結果：日本における HIV 感染症に伴う日和見合併症・悪性腫瘍の動向－2022 年
データ分析－[7])

善し呼吸状態や全身状態が改善することがある．ただし，根本治療ができていないの
で，ST 合剤が投与されない限り，その後間もなく必ず悪化する．その悪化した時点で
PCP に気づくことができればよいが，もし「いったんはステロイドパルスに反応した
が再増悪した特発性間質性肺炎」と判断されたら……？　再びステロイドパルスが投
与されるかもしれない，他の免疫抑制剤が投与されるかもしれない，そしてその結果，
患者が死に至るかもしれないのである……．

　これは HIV 感染症に限った話ではないが，原因不明の肺炎を診たら一度は PCP の
可能性を考えるようにしたい．AIDS を発症しているとしたら何年も前の性交渉が感
染契機なので，詳しい性交渉歴を聴取することに尽力するよりも，早いとこ本人の承

諾を得てHIVスクリーニング検査を提出したほうが診療はスムーズに進む．HIV感染症の存在が判明したら，その時点でPCPの事前確率がグッと上がることになるからである．

⿻ References

1) Trickey A, Sabin CA, Burkholder G, et al. Life expectancy after 2015 of adults with HIV on long-term antiretroviral therapy in Europe and North America：a collaborative analysis of cohort studies. Lancet HIV. 2023；10：e295-307.

2) Rusley JC, Tao J, Koinis-Mitchell D, et al. Trends in risk behaviors and sexually transmitted infections among youth presenting to a sexually transmitted infection clinic in the United States, 2013-2017. Int J STD AIDS. 2022；33：634-40.

3) WHO. Global health sector strategies on, respectively, HIV, viral hepatitis, and sexually transmitted infections for the period 2022-2030.

4) HIV/AIDS 2023 年．IASR．2024；45：159-161.

5) 診療における HIV-1/2 感染症の診断ガイドライン 2020 版．https://jaids.jp/wpsystem/wp-content/uploads/2021/01/guideline2020.pdf

6) Kondo M, Sudo K, Sano T, et al. Comparative evaluation of the Geenius HIV 1/2 Confirmatory Assay and the HIV-1 and HIV-2 Western blots in the Japanese population. PLoS One. 2018；13：e0198924.

7) アンケート結果：日本における HIV 感染症に伴う日和見合併症・悪性腫瘍の動向－2022年データ分析－．http://after-art.umin.jp/enq_hiyorimi.html

8) *Pneumocystis* pneumonia. Guidelines for the prevention and treatment of opportunistic infections in adults and adolescents with HIV. https://clinicalinfo.hiv.gov/sites/default/files/guidelines/documents/adult-adolescent-oi/pneumocystis-pneumonia-adult-adolescent-oi.pdf

JCOPY 498-02158

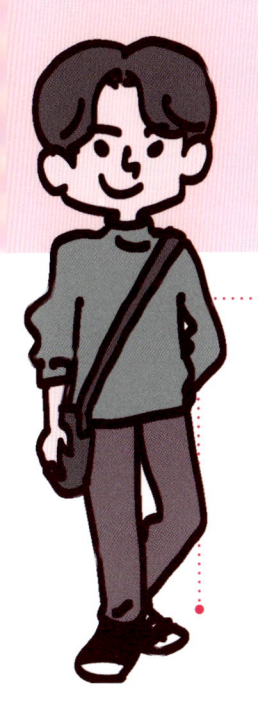

サクッと学ぶ
HIV 感染症の臨床所見 ③

今回の Episode では，非専門家がたまたま HIV 感染症を診断したあとの診療について述べたい．

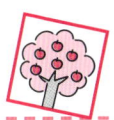
HIV 感染症と診断したら

まず，HIV 感染症を治療する目的は，CD4 陽性リンパ球数（以下，CD4 数）の数値を上昇させ，HIV-RNA 量を検出感度以下にコントロールすることで，AIDS への進展を抑制して生命予後を改善させ，他者へ感染させない状態を維持することである．前に述べた通り（p.115 参照），以前は，診断時の CD4 数によって推奨される ART の開始時期がいくつかのパターンに分類されていたが，現在は，すべての HIV 感染症は診断し次第速やかに ART を開始することが推奨されている[1]．実際，ART 自体は，ガイドラインに従えば誰でも開始することはできる．2024 年時点では，初回治療で推奨されているのは「第 2 世代インテグラーゼ阻害薬 1 剤＋核酸逆転写酵素阻害薬 1～2 剤」であるが，昨今はこれらのすべてが 1 錠中に含まれる 1 日 1 回 1 錠製剤（single table regimen：STR）が主流となっているため，「HIV 感染症＝全員 ART」「ART は 1 日 1 回 1 錠で OK」といった具合に，医師にとっても，患者にとっても非常にシンプルになってきた．

ただし，それでも非 HIV 専門医が HIV 感染症を診断した際にはいったんエイズ拠点病院や日本エイズ学会認定医・指導医などが在籍している医療機関へ紹介したほうがよいと考えられる．その理由はさまざまだが，たとえば診断した時点ですでに CD4 数が高度に低下している場合には，無症状の日和見疾患のスクリーニング

表1 主な日和見疾患と CD4 数との関係

CD4 数 (/μL)	日和見疾患
<200	ニューモシスチス肺炎，進行性多巣性白質脳症，カンジダ症，カポジ肉腫，細菌性腸炎
<100	クリプトコッカス症，トキソプラズマ脳炎，クリプトスポリジウム症
<50	播種性非結核性抗酸菌症，サイトメガロウイルス感染症，悪性リンパ腫，HIV 脳症

CD4 数の低下が高度であればあるほど，複数の日和見疾患を同時に発症していることもある（例：CD4 数 10/μL の場合，ニューモシスチス肺炎と播種性非結核性抗酸菌症とサイトメガロウイルス網膜炎を同時に発症など）．
(Guidelines for the prevention and treatment of opportunistic infections in adults and adolescents with HIV[2])

表2 主な日和見疾患とその一次予防

主な日和見疾患	予防方法	投薬開始基準	投薬中止基準
ニューモシスチス肺炎	ST 合剤 1 g/日	CD4 数<200/μL または CD4 割合≦14%	CD4 数≧200/μL が 3 ヵ月以上継続
トキソプラズマ症	ST 合剤 2 g/日	トキソプラズマ抗体 IgG 陽性かつ CD4 数<100/μL	
活動性結核	①INH 300 mg＋RFP 600 mg＋ピリドキシン 25〜50 mg/日 ②INH 300 mg＋ピリドキシン 25〜50 mg/日	ツベルクリン皮膚テスト陽性 or IGRA 陽性	①3 ヵ月 ②6〜9 ヵ月
播種性 MAC 症	①AZM 1,200 mg/週 ②CAM 1,000 mg/日	CD4 数<50/μL かつ，すぐに ART が開始できない or ART 開始後もウイルス血症が持続	CD4 数≧100/μL が 3 ヵ月以上継続

ST：sulfametoxazole trimethoprim，INH：isoniazid，RFP：rifampicin，IGRA：interferon-gamma release assay，MAC：*Mycobacterium avium* complex，AZM：azithromycin，CAM：clarithromycin，ART：anti-retroviral therapy.
(Guidelines for the prevention and treatment of opportunistic infections in adults and adolescents with HIV[2])

（特に潜在性結核）や発症予防のための投薬が追加で必要になったり **表1** **表2**[2]，日和見疾患をすでに発症している場合，そのなかでもクリプトコッカス髄膜炎や結核では，まずは日和見疾患の治療を行ってから ART を遅れて開始するといった工夫が必要であるため[3]，いろいろと考えることが複雑になるからである（しかも，これらの日和見疾患は同時に複数合併しうる）．そして，CD4 数が低いほど臨床所

JCOPY 498-02158

見や画像所見が非典型的または所見に乏しいことがあるため，慣れていないと日和見疾患の存在に気づかない可能性もある（いつもより，CT検査の閾値を下げたほうがよいともいえる）．

　また，HIV感染症の治療で使用されるARTは月額20万円程度と高額であり，通常は自立支援医療の申請や免疫機能障害の身体障害者手帳の申請などが必要となり，ソーシャルワーカーとの連携も必要不可欠である．2025年現在，免疫機能障害の認定を得るためには，日和見疾患の合併がない場合，少なくとも4週間空けた2回の検査結果が基準を満たすことが求められるため，2回目の検査前にARTを開始すると認定基準を満たせなくなるリスクがある．そのため，「診断即治療」という世界の潮流に逆らう形で4週間待ってからARTを開始する場合があるという特殊事情が，日本にはある．

　加えて，診断時だけでなく治療経過中の心理面のサポートや日常生活での注意点の共有など，専門の多職種チームによる介入も必要である．HIV陽性者はうつ病のリスクが高く，またうつ病はナチュラルキラー細胞の活性を低下させ，結果HIV陽性者の死亡率を増加させる可能性が示唆されているため[4]，安定期のHIV感染症を診療する際にもうつ病のスクリーニングは推奨される．

　以上の理由から，非専門家がHIV感染症を診断した際には，「とりあえず専門家に相談」でよいと考えるのである．

　とはいえ，前述の通り，安定した状態を維持できているHIV感染症であれば，HIV感染症の専門外来への通院は3ヵ月に1回程度でよく，むしろそれ以外の生活習慣病の管理などが中心となるため，HIV感染症自体の治療が軌道に乗ったら非専門家が普段のかかりつけ医として対応する出番である．

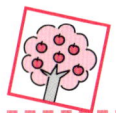 ART実施中の患者が非専門家の外来を受診したら？

　順調にいけば，ART開始後は3〜6ヵ月以内にHIV-RNA量が検出感度未満（or＜200 copies/mL）になる．現在のARTは認容性も高く中断の可能性も低く，ウイルスの耐性化リスクも低いため，すでにHIV専門医のもとで長期間安定してフォローされているART投与中の患者が，何か重大な状態に陥る可能性は基本的には低い（初期のARTの組み合わせは前述の通り煩雑だったため，服薬アドヒアラン

スの低下により不規則に ART が服薬されることで，今よりも容易に耐性化につながっていた）．

　よって，良好にコントロールされた HIV 陽性者の鑑別診断は HIV 陰性者と同じと考えてよい．すなわち，外来を咽頭痛，鼻汁，咳で受診したら大抵は風邪であり，嘔吐，腹痛，下痢で受診すれば大抵はウイルス性腸炎である．にもかかわらず，医療者の無知および不勉強ゆえの診療拒否がいまだにあるとしたら，世の中に対して正しい知識の啓発がまだまだ足りていないということなのであろう．

　なお，帯状疱疹[5]や結核[2]は ART を投与されていても，CD4 数にかかわらず，HIV 陽性者のほうが HIV 陰性者よりもリスクが高いため，いつもの診療に加えて特に気にかけておく必要がある．また，性行為により HIV に感染したケースでは，経過中にその他の性感染症を合併することが多いため，梅毒をはじめとする性感染症の可能性についても少し意識しておく必要がある．

　CD4 数や HIV-RNA 量は検査をしてもその日に結果が出ない医療機関が多いと思われるが，患者自身がその数値を把握していることも多いため，まずは患者に尋ねるとよく，それでもわからなければ HIV 感染症の主治医に相談すればよい．

　また，ART において知っておきたい重要な事実として，「抗 HIV 薬の不十分な血中濃度の持続が薬剤耐性 HIV を誘導させるリスクがある」ということがある．通常，手術などで数日間の急な抗 HIV 薬の中断は問題にならないが，再開するなら，確実に経口摂取が継続的に可能な状態になってからのほうが望ましい．なぜなら，病態が不安定な状態で再開して，再度絶食になったり再開したりを繰り返すこと自体が耐性ウイルスを誘導することにつながるからである．

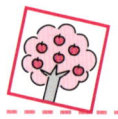 ## HIV 陽性者のワクチン接種

　基本的には，そのときの年齢やその他の基礎疾患に応じて，HIV 非感染者と同様に必要なワクチンは接種すべきである（例：インフルエンザワクチンや肺炎球菌ワクチン，帯状疱疹ワクチンなど）．ただし，CD4 数が $<200/\mu L$ の場合は生ワクチン接種は禁忌である．

　毎年のインフルエンザワクチン接種も推奨されるが，適応となるのは不活化ワクチンのほうであり，経鼻弱毒生ワクチンは HIV 感染者へは禁忌となっている[6]．

また，HIV 感染症は独立した COVID-19 の重症化因子であるため[7]，COVID-19 ワクチンの接種もすべての HIV 感染者に推奨される．

ヒトパピローマウイルス（HPV）感染は，子宮頸癌，肛門癌，咽頭癌のリスク因子であるが，これらの癌は HIV 感染者で発症リスクが高い[8]．HPV ワクチン未接種の 27 歳未満の HIV 感染者には，HPV ワクチン接種が推奨されており，27 歳以上ではリスク・ベネフィットを医療者・対象者で話し合い接種の判断を決定する．日本の HIV 感染者の多くが MSM であり，その MSM における発癌ハイリスク型の HPV に肛門感染している者の割合は 70% と高い（年齢中央値 46 歳）[9]．HPV ワクチンは HPV の新規感染予防には非常に有効だが，すでに感染している HPV を排除することはできないため，HIV に感染する前に HPV ワクチンを接種し終えることが望ましく，やはり日本も諸外国のように女性だけでなく男性にも HPV ワクチンの定期接種化を勧めることが望まれる．2025 年現在，4 価の HPV ワクチンのみ任意接種での男性への接種は可能であるが，基本的には費用は自己負担であり 3 回の接種で 5 万〜6 万円程度の自己負担額が発生してしまう．東京都新宿区や台東区などをはじめ，男性への HPV ワクチン接種費用を全額助成してくれる自治体もすでに存在するため[10]，自分の診療エリアの自治体の状況を一度確認するとよい．

その他，日本では帯状疱疹ワクチンは 50 歳以上，肺炎球菌ワクチンは 65 歳以上で接種されることが多いが，HIV 感染者では成人していれば両ワクチンともに接種が勧められる．また，上記に加えて，A 型肝炎ワクチン，B 型肝炎ワクチンの接種も推奨される．

2023 年 7 月に，HIV 感染者のためのワクチンガイドライン ver.1 が作成されており[11]，具体的な内容が参考になる．

これで，HIV 感染症に関する長い旅は終了である．これからの時代は，HIV 感染症を見つけるのは主に非専門家の仕事，HIV 感染症自体の治療と日和見疾患の管理は HIV 専門家の仕事，そして，ART により HIV 感染症のコントロールが安定した後の HIV 感染症以外の管理は非専門家（特に，かかりつけ医）の仕事である．HIV 感染者の高齢化は進んできており，認知症や嚥下機能低下による ART 内服困難や，ADL 低下に伴う施設入所者の増加など，今まで以上に多くの医療従事者が新たな問題に対峙する局面を迎えている．多くの医療従事者が，HIV と聞いただけで腰が引けて思考停止するような状態から脱却し，もはや慢性疾患の一つと化した HIV 感

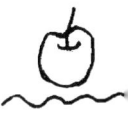

染症とともに生きる地域住民のケア，という観点でそれぞれの地域ごとに最適なケア方法が構築されていくことを切に願う．

References

1) 塚田訓久．治療ガイドラインの変遷と現状．日エイズ会誌．2020；22：13-8.

2) Guidelines for the prevention and treatment of opportunistic infections in adults and adolescents with HIV. https://clinicalinfo.hiv.gov/sites/default/files/guidelines/documents/adult-adolescent-oi/guidelines-adult-adolescent-oi.pdf

3) Sereti I. Immune reconstruction inflammatory syndrome in HIV infection：beyond what meets the eye. Top Antivir Med. 2020；27：106-11.

4) Arseniou S, Arvaniti A, Samakouri M. HIV infection and depression. Psychiatry Clin Neurosci. 2014；68：96-109.

5) Ku HC, Tsai YT, Konara-Mudiyanselage SP, et al. Incidence of Herpes Zoster in HIV-infected patients undergoing antiretroviral therapy：a systematic review and meta-analysis. J Clin Med. 2021；10：2300.

6) Grohskopf LA, Ferdinands JM, Blanton LH, et al. Prevention and control of seasonal influenza with vaccines：recommendations of the Advisory Committee on Immunization Practices-United States, 2024-25 influenza season. MMWR Recomm Rep. 2024；73：1-25.

7) Dandachi D, Geiger G, Montgomery MW, et al. Characteristics, comorbidities, and outcomes in a multicenter registry of patients with human immunodeficiency virus and coronavirus disease 2019. Clin Infect Dis. 2021；73：e1964-72.

8) Hernández-Ramírez RU, Shiels MS, Dubrow R, et al. Cancer risk in HIV-infected people in the USA from 1996 to 2012：a population-based, registry-linkage study. Lancet HIV. 2017；4：e495-504.

9) Shiojiri D, Mizushima D, Takano M, et al. Anal human papillomavirus infection and its relationship with abnormal anal cytology among MSM with or without HIV infection in Japan. Sci Rep. 2021；11：19257.

10) 東京都保険医療局．HPV ワクチン男性接種，区市町村情報ページ．https://www.hokeniryo.metro.tokyo.lg.jp/kansen/hpvdansei_info.html

11) 一般社団法人日本エイズ学会ワクチン接種勧奨のためのガイドライン作成委員会，編．HIV 感染者のためのワクチンガイドライン Ver. 1. 2023 年 7 月．https://jaids.jp/pdf/vaccine_guidelines.pdf

予防と教育

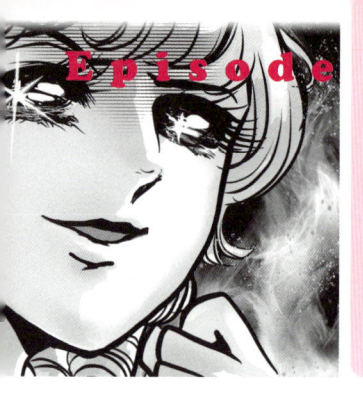

Episode *21*

性感染症の予防
備えるべきは 3 本の矢！

　性感染症の予防で最も効果が高く，確実に効果が得られる方法はズバリ，セックスをしないことである！（アタリマエである）．しかし，人間が皆セックスをせずに生活することは困難であり，また労働の対価としてセックスが発生する職業もあることから，セックスはしながらも何か予防する方法はないか，と考える流れは至極当然である．

　正しい知識があれば性感染症は予防できるだろうと思いたいが，患者に対して 1 対 1 のカウンセリングを行ったところで，性感染症予防に有効だったという報告[1]もあれば効果はなかったとする報告[2]もあり，その効果については結論が出ていない．

　現在，セックスをする前提での性感染症予防の柱は大きく 3 つ，①ワクチン接種，②コンドーム使用，③予防内服（曝露前，曝露後）である．

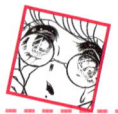 性感染症予防の第 1 の矢：ワクチン接種 表1

　性感染症のうち，ワクチンで予防可能なものはヒトパピローマウイルス（HPV）感染症，B 型肝炎（HBV），A 型肝炎（HAV）である．HPV は急性の症状というよ

表1 性感染症予防のためのワクチン

	HPV ワクチン	HBV ワクチン	HAV ワクチン
接種量・方法	0.5 mL を筋注	0.5 mL を筋注	0.5 mL を筋注
接種間隔	0，1〜2，6 カ月	0，1，6 カ月	0，0.5〜1，6 カ月
主な商品名	シルガード®9 ガーダシル® サーバリックス	ビームゲン® ヘプタバックス®	エイムゲン®

JCOPY 498-02158

りは，後になって子宮頸癌や咽頭癌，肛門癌などを引き起こすことが問題であり，間違いなく世の中のすべての人に接種が勧められるワクチンである（※詳細はEpisode 22を参照）.

　HBVは血液や体液で感染伝播するので，もちろん性行為でも感染するが，針刺しや輸血関連でも感染しうる．さらに，HBVは汗や唾液，涙などの体液でも感染伝播し，過去には，相撲部[3]やアメフト部[4]などコンタクトスポーツを行う部活動内でのHBV感染のアウトブレイク事例も報告されている．社会生活を送るなかでHBVの曝露を完全に避けることは困難であるため，HBVワクチンもまた，すべての人に接種が勧められるワクチンといえる．幸い，日本でも2016年10月から小児へ定期接種化されたため，今後はさらにHBV患者が減少していくことが期待される．近年の報告では，2016〜2022年に急性HBV感染症を起こした1,410例のうち，70%が性行為関連だったが（複数回答含む），約30%は感染経路不明であった[5].　なお，性行為関連で感染したHBV感染症の内訳は，女性では異性間接触が85%，同性間接触が1.9%でほとんどが異性間接触だったのに対して，男性では異性間接触が56%，同性間接触30%と，同性間接触が多かった[5].　これらMSM（men who have sex with men）の人たちには，性行為を介してHAVが糞口感染するリスクもあるため，HBVワクチンに加えてHAVワクチンの接種も推奨されている[6].

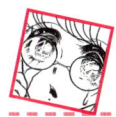 性感染症予防の第2の矢：コンドーム

　コンドームはセックスの際に最もよく使用される予防ツールであり[7]，性感染症予防と避妊という2つの効果を同時に期待できる優れものである．たとえば，低用量ピルで避妊はできても性感染症予防はできないし，後述する予防内服で性感染予防はできても避妊はできない．そんなコンドームに敬意を表してか，学術界ではコンドームさん（？）のことをmultipurpose prevention technologies（MPT）というカッコいい名称で呼ぶことがある[6].　コンドームには男性用コンドーム（通称：external condom）もあれば，女性用コンドーム（通称：internal condom），さらにはオーラルセックス用コンドーム，アナルセックス用コンドーム（※Episode 2参照）など，その用途ごとに細分化されている．一般に，コンドームを正しく装着，使用することで，各性感染症に対して一定の予防効果を示すことが知られている

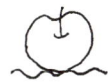

表2 各性感染症ごとの男性用コンドームによる予防効果

感染予防効果	梅毒[13]	淋菌[13]	トリコモナス[13]	性器ヘルペス[*10]	HIV[14]
OR	0.39	0.63	0.44	0.085	0.28
95% CI	0.23–0.64	0.41–0.97	0.32–0.71	0.01–0.67	0.18–0.44

*男性→女性への感染

表2．理論的には性器ヘルペスも予防してくれそうだが，コンドームの使用頻度や性行為の際に曝露したウイルス量や曝露時間などの影響で結果が一定しておらず，予防効果があったとの報告もあれば[8]，予防効果は認めなかったとの報告もある[9]．特筆すべきは，コンドームを用いた場合の性器ヘルペスの感染予防効果は性別で大きく異なり，男性から女性への感染についてはコンドームで96〜99%予防と高い予防効果が報告されているが[10,11]，コンドームで覆われない部分は感染リスクにさらされるため，女性から男性への感染はコンドームのみでは完全には防ぎきれないことである（p.89参照）．性器ヘルペスに限らず，たとえば梅毒でもコンドームで覆われない部分に病変を作ることがあるため，その場合はコンドームをしていてもお互いに感染しうる．そう，コンドーム自体は性感染症予防に非常に有効だが（しかも日本のコンドームの性能は世界一とのこと），万能ではないのである．

なお，男性用コンドームに女性用コンドームを併用することで，さらなる感染予防効果が示されているが[12]，女性用コンドームは男性用コンドームに比べてまだまだデータが不足しており，またそれほど普及もしていないのが現状である．

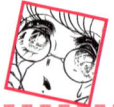 性感染症予防の第3の矢：予防内服（曝露前，曝露後）

性感染症は，性行為によって病原体に曝露し，その病原体が体内に侵入して感染が成立することによって発症してくるわけだが，もし病原体が体内に侵入してきたとしても，感染が成立する前にそいつを死滅させることができれば発症を防げるのではないか……？　そんな考えのもと考案されたのが，予防内服という方法である．そして，現時点で予防内服についてのエビデンスの中心はHIV感染症である．

◆ HIV感染の曝露前予防（PrEP）

定期的に抗HIV薬を内服することでHIV感染を防ぐ方法で，曝露前予防preexposure prophylaxis（PrEP）と呼ばれる（日本語で言うと，プレップである）．PrEP の具体的な内服方法で最もエビデンスが集積されているのがエムトリシタビン/テノホビル（TDF/FTC，ツルバダ®）を1日1回1錠内服し続ける方法で，約86％の予防効果が報告されている[15]．また，性行為の2〜24時間前に2錠内服し，その後1日1錠を2日間内服し，この合計3日間の内服をリスクのある性行為を行うたびに繰り返す on demand PrEP という方法もあり，こちらも約86％の予防効果が報告されている[16]．TDF/FTC による PrEP は大きな副作用もなく安全に長期間内服できるが，eGFR<60 mL/min/1.73 m^{2}の場合には TDF/FTC は禁忌となる．また，PrEP 開始時にすでに HIV に罹患している場合，もしもそれに気づかずに内服を開始してしまうと薬剤耐性 HIV を誘導してしまい，HIV 感染症自体の治療を難しくしてしまう．よって，PrEP 開始時には必ず HIV のスクリーニング検査をすべきである．

　なお，最近では，インテグラーゼ阻害薬 cabotegravir の8週間ごとの筋注[17]や，ispatravir 徐放型皮下インプラント[18]の PrEP の有効性についての報告もあり，より簡便な方法が注目を集めている．

◆HIV 感染の曝露後予防（PEP）

　HIV 感染症の予防内服は，PrEP のみならず，曝露後予防 post-exposure prophylaxis（PEP）としても使用可能である（通称：ペップ）．主に HIV に感染する可能性のある性行為または針刺しなどによる体液曝露から72時間以内に抗 HIV 薬を内服開始することで，感染を防ぐ方法である．日本では医療従事者における針刺しなどの HIV 曝露に対する予防のための，労働災害の対応として普及している．職業曝露のものを単に PEP または occupational PEP（oPEP）と呼び，それ以外での曝露は non-occupational PEP（nPEP）と呼ばれる．内服薬は，具体的にはエムトリシタビン/テノホビル（ツルバダ®）1錠とラルテグラビル（アイセントレス®）1錠を併用して28日間内服する．第4世代の HIV 抗原・抗体検査を利用しての PEP 開始時，4〜6週間後，3ヵ月後の検査フォローで陰性であればフォロー終了となる[19]．

　PEP はその性質上，ランダム化比較試験を行うことは倫理的に困難だが，適切に内服すれば HIV に感染することはないと考えられている．

　なお，PEP にしろ PrEP にしろ，HIV 感染は予防できるがその他の性感染症は予防できないため，やはりコンドームの使用は推奨される．

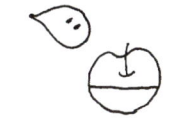

◆ドキシサイクリンによる PrEP/PEP 表3

　HIV 以外の性感染症に対する PrEP/PEP はあまりデータがないが，近年ドキシサイクリン（DOXY）の投与が試みられている．まず，Bolan ら[20]は，梅毒の既往と HIV 感染のある MSM 患者に対して DOXY 100 mg/日を 48 週間連日内服する群としない群に分け，性感染症の罹患率を比較した（つまり，PrEP である）．結果，投与群では対象群と比較して梅毒，淋菌感染症，クラミジア感染症のいずれかの頻度が 73% 減少した．

　次いで Molina ら[21]は，MSM とトランスジェンダー女性（身体は男性）に対してコンドームを使用しないセックス後24〜72時間以内に DOXY 200 mg を内服してもらい，内服しない群との性感染症の罹患率を比較した（これは PEP である）．結果，クラミジア感染症と梅毒の発生を有意に減少させた（淋菌感染症は減少しなかった）．

　2023 年 4 月，Leutkemeyer ら[22]も Molina らと同様の研究方法で DOXY による PEP の効果を検討した．PEP 群はさらに，すでに HIV に対する PrEP が投与されている群と HIV 感染症合併群に分けて検討されているが，いずれも高い予防効果を示した．DOXY による性感染症予防のデータは今後も別の study が遂行中であり新たな知見が待たれている．

　それにしても，性感染症の予防は一筋縄ではいかないものである．ワクチン接種はもちろん推奨されるが，HPV，HBV，HAV 以外の性感染症は予防できない．コンドームはもちろん予防効果が高いが，それだけでは梅毒や性器ヘルペスを完全に

表3 **ドキシサイクリンによる性感染症の PrEP/PEP**

	PrEP	PEP		
著者	Bolan RK, et al.[20]	Molina JM, et al.[21]	Luetkemeyer AF, et al.[22]	
方法	DOXY 100 mg/日	性行為後に DOXY 200 mg		
HR（95%CI）			HIV-PrEP 群	PLWH 群**
淋菌	0.36 (0.08-1.56)*	0.83 (0.47-1.47)	0.45 (0.32-0.65)	0.43 (0.26-0.71)
クラミジア		0.30 (0.13-0.70)	0.12 (0.05-0.25)	0.26 (0.12-0.57)
梅毒	0.24 (0.04-1.33)	0.27 (0.07-0.98)	0.13 (0.03-0.59)¶	0.23 (0.04-1.29)
上記いずれか	0.27 (0.09-0.83)	0.53 (0.33-0.85)	0.34 (0.24-0.46)	0.38 (0.24-0.60)

*淋菌またはクラミジア，** PLWH：people living with HIV，¶梅毒は早期梅毒．

JCOPY 498-02158

予防することはできない．さらに，PrEP/PEP は HIV 感染症など一部の性感染症に対しては予防効果が高いが，すべての性感染症を完全に予防するには至らない……．

　現実的には，可能な限りコンドームを使用する，不特定のセックスパートナーをなるべく作らない，もし作るのであればお互いに定期的な性感染症スクリーニング検査を受けて早期発見に努める，このあたりが実際に提案する予防の落としどころではなかろうか……．

　以前からよく言われるこれらの対策だけでなく，マッチングアプリの発達により不特定の人間同士が出会うことが非常に容易になった現代ならではの対策も考える必要がある，そんなことを思う今日このごろである．

性感染症としての肝炎の感染経路

　本稿でも述べたが，実はウイルス性肝炎は，性器症状を呈さない性感染症の一つである．ご存知の通り，ウイルス性肝炎には A 型（HAV）/B 型（HBV）/C 型（HCV）/D 型（HDV）/E 型（HEV）があり，HDV はその複製のために HBV を必要とする，だいぶ特殊なタイプである[23]．しかも，D 型肝炎単独の感染予防方法や確立された治療方法もないため，現状は，ワクチンなどで HBV 感染の予防をすることで HDV 感染も併せて予防するというのが一般的な対策である．これら肝炎ウイルスのうち，HBV と HCV は主に血液または性行為を介して感染し，HAV と HEV はウイルスで汚染された水や食物を経口摂取することで感染する．

HAV の感染経路

　HAV は，感染したヒトの便中に存在し，そのウイルスを含んだ便で汚染された水や食物を経口摂取することで感染する．これは，下水設備が整備されていない発展途上国などで主にみられる感染経路であり，先進国では，肛門を舐めるなどの性行為関連の感染経路が相対的に多くみられる（赤痢アメーバ症と同様の感染経路と考えればわかりやすい）．余談だが，HAV はステンレスや机など，物品を介した伝播も起こりうる[24]．当たり前の話だが，排便後の手洗いはやはり重要なのである．HAV には効果の高いワクチンがあるので，ぜひワクチン接種で予防したい病気の一つである．

HEV の感染経路

HEV は HAV と同じ経口感染が主な感染経路であり，代表的な食物は生焼けの鹿肉や豚のレバー，貝類などの軟体動物である[25]．他には，輸血による感染例の報告はあるが，現時点では肛門-口の経路が感染のリスクとなることは証明されておらず，性感染症の可能性は低いと考えられている[26,27]．HEV のワクチンは現時点では存在しない．

HBV の感染経路

HBV はもともと感染経路は血液のみと考えられていたが，性行為でも感染する可能性があることが 1971 年に初めて報告された[28]．HBV は精液・腟分泌液にも存在するため，性行為でも感染しうることはよく知られた事実である．また，HBV は唾液中にも存在するため，口腔粘膜に障害がある場合には，オーラルセックスでも感染しうる．キスで感染するかと問われると，軽いキスでは感染リスクはかなり低いと考えられるが，口腔粘膜の激しい摩擦を伴うような情熱的なキスでは粘膜から微小出血が起こりうるため[29]，おそらくは感染経路になりうると考えられる．

以前は HBV は便中には含まれないとされており，Feinman ら[30]の報告でも，HBs 抗原陽性者 26 人の糞便 66 検体を調べたところ，便中 HBs 抗原陽性例はゼロだった．一方で，HBV に感染した MSM 男性を対象とした研究では，59％の患者で点状出血を伴う無症候性の直腸粘膜病変を認め，62％の患者で便中 HBs 抗原が陽性だったとの報告もあり[31]，肛門性交により直腸粘膜に出血を起こした場合には，便中に HBV が排出されうると考えられている．

HBV には効果の高いワクチンがあるので，ぜひワクチン接種で予防したい病気の一つである．

HCV の感染経路

HCV は血液を介して感染するという点は HBV と同様だが，HBV とはやや異なり，精液中には HCV は存在するもののそのウイルス量は非常にわずかであり[32]，精液自体が感染リスクとなるかどうかははっきりしていない．一方で，血中のウイルス量が $> 5 \log_{10} IU/mL$ の HCV 感染者の直腸液中には，直腸粘膜の損傷がなくても HCV が検出されることがわかっており[33]，HCV は性行為のなかでも，肛門性交が特にリスクと考えられる．HCV のワクチンは現時点では存在しない．

JCOPY 498-02158

🔗 References

1) Kamb ML, Fishbein M, Douglas JM Jr, et al. Efficacy of risk-reduction counseling to prevent human immunodeficiency virus and sexually transmitted diseases：a randomized controlled trial. Project RESPECT study group. JAMA. 1998；280：1161-7.

2) Metsch LR, Feaster DJ, Gooden L, et al. Effect of risk-reduction counseling with rapid HIV testing on risk of acquiring sexually transmitted infections：the AWARE randomized clinical trial. JAMA. 2013；310：1701-10.

3) Bae SK, Yatsuhashi H, Takahara I, et al. Sequential occurrence of acute hepatitis B among members of a high school Sumo wrestling club. Hepatol Res. 2014；44：E267-72.

4) Tobe K, Matsuura K, Ogura T, et al. Horizontal transmission of hepatitis B virus among players of an American football team. Arch Intern Med. 2000；160：2541-5.

5) 急性 B 型肝炎 2016〜2022 年．IASR．2023；44：33-4.

6) Workowski KA, Bachmann LH, Chan PA, et al. Sexually transmitted infections treatment guidelines, 2021. MMWR Recomm Rep. 2021；70：1-187.

7) Japan sex survey 2020. https://www.jfpa.or.jp/pdf/sexservey2020/JexSexSurvey_all.pdf

8) Martin ET, Krantz E, Gottlieb SL, et al. A pooled analysis of the effect of condoms in preventing HSV-2 acquisition. Arch Intern Med. 2009；169：1233-40.

9) Gallo MF, Warner L, Macaluso M, et al. Risk factors for incident herpes simplex type 2 virus infection among women attending a sexually transmitted disease clinic. Sex Transm Dis. 2008；35：679-85.

10) Wald A, Langenberg AG, Link K, et al. Effect of condoms on reducing the transmission of herpes simplex virus type 2 from men to women. JAMA. 2001；285：3100-6.

11) Magaret AS, Mujugira A, Hughes JP；Partners in Prevention HSV/HIV Transmission Study Team. Effect of condom use on per-act HSV-2 transmission risk in HIV-1, HSV-2-discordant couples. Clin Infect Dis. 2016；62：456-61.

12) Wiyeh AB, Mome RKB, Mahasha PW, et al. Effectiveness of the female condom in preventing HIV and sexually transmitted infections：a systematic review and meta-analysis. BMC Public Health. 2020；20：319.

13) Levine WC, Revollo R, Kaune V, et al. Decline in sexually transmitted disease prevalence in female Bolivian sex workers：impact of an HIV prevention project. AIDS. 1998；12：1899-906.

14) Giannou FK, Tsiara CG, Nikolopoulos GK, et al. Condom effectiveness in reducing heterosexual HIV transmission：a systematic review and meta-analysis of studies on HIV serodiscordant couples. Expert Rev Pharmacoecon Outcomes Res. 2016；16：489-99.

15) McCormack S, Dunn DT, Desai M, et al. Pre-exposure prophylaxis to prevent the acquisition of HIV-1 infection (PROUD)：effectiveness results from the pilot phase of a pragmatic open-label randomised trial. Lancet. 2016；387：53-60.

16) Molina JM, Capitant C, Spire B；ANRS IPERGAY Study Group. On-demand preexposure prophylaxis in men at high risk for HIV-1 infection. N Engl J Med. 2015；373：2237-46.

17) World Health Organization. Guidelines on long-acting injectable cabotegravir for HIV prevention. https://www.who.int/publications/i/item/9789240054097

18) ClinicalTrials. gov. Radiopaque matrix MK-8591 implant in participants at low-risk for human immunodeficiency virus type 1 (HIV-1) infection (MK-8591-043). https://clinicaltrials.gov/ct2/show/NCT05115838

19) 水島大輔. PEP/PrEP について―東京オリンピックに向けた課題―. 日エイズ会誌. 2019；21：7-11.

20) Bolan RK, Beymer MR, Weiss RE, et al. Doxycycline prophylaxis to reduce incident syphilis among HIV-infected men who have sex with men who continue to engage in high-risk sex：a randomized, controlled pilot study. Sex Transm Dis. 2015；42：98-103.

21) Molina JM, Charreau I, Chidiac C；ANRS IPERGAY Study Group. Post-exposure prophylaxis with doxycycline to prevent sexually transmitted infections in men who have sex with men：an open-label randomised substudy of the ANRS IPERGAY trial. Lancet Infect Dis. 2018；18：308-17.

22) Luetkemeyer AF, Donnell D, Dombrowski JC；DoxyPEP Study Team. Postexposure doxycycline to prevent bacterial sexually transmitted infections. N Engl J Med. 2023；388：1296-306.

23) Asselah T, Rizzetto M. Hepatitis D virus infection. N Engl J Med. 2023；389：58-70.

24) Mbithi JN, Springthorpe VS, Boulet JR, et al. Survival of hepatitis A virus on human hands and its transfer on contact with animate and inanimate surfaces. J Clin Microbiol. 1992；30：757-63.

25) Dalton HR, Bendall R, Ijaz S, et al. Hepatitis E：an emerging infection in developed countries. Lancet Infect Dis. 2008；8：698-709.

26) Chaix ML, Leturque N, Gabassi A, et al；ANRS IPERGAY study group. Prevalence and incidence of HEV among men using HIV pre-exposure prophylaxis：a sub-study of the ANRS IPERGAY trial. J Clin Virol. 2023；160：105380.

27) Schäfer G, Lübke R, Degen O, et al. Lack of evidence of acute HEV infections as a sexually transmitted disease：Data from a German cohort of PrEP users. Braz J Infect Dis. 2024；28：103720.

28) Hersh T, Melnick JL, Goyal RK, et al. Nonparenteral transmission of viral hepatitis type B (Australia antigen-associated serum hepatitis). N Engl J Med. 1971；285：1363-4.

29) Piazza M, Chirianni A, Picciotto L, et al. Passionate kissing and microlesions of the oral mucosa：possible role in AIDS transmission. JAMA. 1989；261：244-5.

30) Feinman SV, Berris B, Rebane A, et al. Failure to detect hepatitis B surface antigen (HBsAg) in feces of HBsAg-positive persons. J Infect Dis. 1979；140：407-10.

31) Reiner NE, Judson FN, Bond WW, et al. Asymptomatic rectal mucosal lesions and hepatitis B surface antigen at sites of sexual contact in homosexual men with persistent hepatitis B virus infection. Ann Intern Med. 1982；96：170-3.

32) Dore GJ, Kaldor JM. Detection of HCV RNA in semen. Lancet. 2000；356：1520.

33) Foster AL, Gaisa MM, Hijdra RM, et al. Shedding of hepatitis C virus into the rectum of HIV-infected men who have sex with men. Clin Infect Dis. 2017；64：284-8.

JCOPY 498-02158

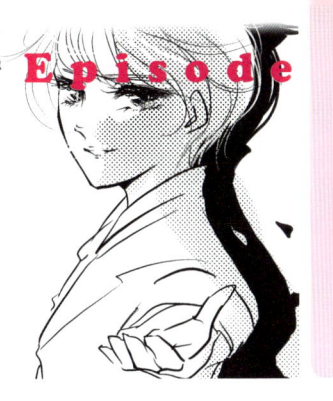

Episode 22

そういえば，最近HPV ワクチンってどうなってんの？

　子宮頸癌の主な原因であるヒトパピローマウイルス human papilloma virus（HPV）が発見されたのが 1983 年のことであり，その功績が讃えられ，発見者のハラルド・ツア・ハウゼン医師には 2008 年ノーベル生理学・医学賞が授与された．

　この研究成果をもとに HPV ワクチンが開発され，今や世界中で定期接種プログラムに組み入れられていることはご存知の通りである．HPV ワクチンが子宮頸癌発生率や死亡率を著しく低下させるというエビデンスはほぼ確固たるものになっており，その凄まじい効果から，世界保健機関（WHO）からは "Cervical cancer is one cancer the world can actually eliminate：it's time to do it."「子宮頸癌は世界から現実に排除可能な癌の一つである．いつやるか？　今でしょ！」と力強いスローガンが発表されている[1]（※だいぶ意訳しています）．

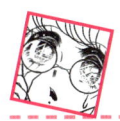 HPV ワクチン関連の論文を読む際に知っておきたい用語

　HPV は約 200 種類以上も存在するが，特にハイリスク型と呼ばれる HPV（16，18，31，33，45，52，58 型）の持続感染が子宮頸癌の主な原因になっている．発癌には持続感染がポイントであり，たとえ HPV に感染しても 90%の人は無症状で，1～2 年以内にウイルスは自然消失するとされる[2]．子宮頸癌は大きく扁平上皮癌と腺癌に分類され，その前段階である異形成がさらにいくつかに分けられる．基本的な流れは，正常→HPV 感染→HPV 持続感染→異形成→癌化である．子宮頸癌は産婦人科医にとっての専門領域だが，HPV ワクチンについての知識も求められる感染症医としては，ある程度 HPV と子宮頸癌の知識も備えておきたい．特に，HPV ワクチン関連の論文を読み解く際には，アウトカムの対象が HPV 感染なのか，異

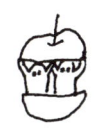

表1 子宮頸癌の細胞診・組織診結果の分類

	正常 ←————————————→ 悪性			
扁平上皮系	NILM	LSIL	HISL	扁平上皮癌
		ASC-US	ASC-H	
腺細胞系	NILM	AGC	AIS	腺癌

形成なのか，癌なのか，癌による死亡なのか，といった視点が重要になる．

　子宮頸癌検診においてまず行われるのが擦過細胞診によるスクリーニング検査であり，正常所見は negative for intraepithelial lesion or malignancy（NILM）と呼ばれる．異常があった場合は以下のように細かく分類される．まず異形成が atypical squamous cells of undetermined significance（ASC-US），low grade squamous intraepithelial lesion（LSIL），atypical squamous cells cannot exclude（ASC-H），high grade squamous intraepithelial lesion（HISL）の 4 つに分けられ，これらの所見が得られた場合に次のコルポスコピー検査へと進む．子宮頸癌の多くは扁平上皮癌であり上記の分類法を用いるが，腺癌の場合は，異形成は atypical glandular cells（AGC）と adenocarcinoma in situ（AIS）の 2 つに分けられる **表1**．

　コルポスコピー検査では cervical intraepithelial neoplasia（CIN）の grade 1〜3 に分類される（3 のほうがより癌に近い）．CIN 1 になったとしても 90% は自然にウイルスが排除され，CIN 2 まで進行した場合でも自然消退する可能性のほうが高いため経過観察される．一方で，CIN 3 では約 30% が癌へと進行するため円錐切除が行われている[3]．

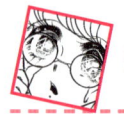

HPV ワクチンの臨床効果

　HPV ワクチンに期待することは，まずは子宮頸癌の罹患率を低下させることであり，15〜24 歳と 25〜34 歳のいずれの年代でもその効果が確認されている[4]．なお，異形成の割合を低下させられれば必然的に癌の割合も低下することが予想され，そもそもハイリスク型の HPV の感染自体を予防できれば将来的な癌の割合も低下することが予想される．

　日本におけるデータでも，たとえば HPV ワクチン接種によって CIN 2〜3 と AIS

におけるHPV 16，18の割合が56%低下したり[5]，ASC-USの割合が52%低下したり[6]，CIN 1〜3，扁平上皮癌がそれぞれ58.5%，57.9%，74.8%，80.9%低下した[7]ことなどが報告されている．ちなみに，CINの大半が癌にはならずに自然消退するとはいえ，CINと告げられた若年女性の精神的負担は少なくないと予想される．子宮頸癌検診で見つかったCIN 3を円錐切除することでも癌の予防はできるが，CINの予防ができるのはワクチンだけであることから，ここでもワクチン接種のメリットがみえてくるのではないかと思う（もちろん，円錐切除術を受ける女性の精神的・肉体的負担も予防できることになる）．

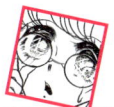

HPVワクチンの積極的接種勧奨の差し控えがもたらす影響とは……？

　日本でHPVワクチンが承認されたのが2009年，定期接種が開始されたのが2013年4月である．HPVワクチンに限らず新規承認ワクチン全般にいえることだが，すでに世界各国から報告されている効果に期待する人たちがいる一方で，新たなワクチンの未知の副反応への不安を抱く人たちも必ず存在する．日本でも，HPVワクチン接種後に全身の痛みや不随意運動，運動障害などの多彩な症状が出現したことが大々的に報道され，これらの症状とワクチンとの因果関係は不明であったが，2013年6月より定期接種勧奨は差し控えとなった．その結果，当然といえば当然であるが，HPVワクチンの接種本数は一気に低下した．

　Linら[8]は，2003〜2012年の間，世界各国の子宮頸癌の罹患率・死亡率の年間変化率を報告しているが，HPVワクチンを定期接種プログラムに組み込んだ国々では軒並み子宮頸癌の罹患率・死亡率ともに減少しているのに対して，同期間の日本では罹患率・死亡率ともに増加していた．同研究では，2012年以降の15年間における子宮頸癌罹患率の推移も予測されているが，世界各国ではさらなる低下が予測されるのに対して，日本では子宮頸癌罹患率の上昇が予測された．

　そんな日本でも2021年11月から定期接種の積極的な接種勧奨が再開されたが，2013年から接種勧奨再開までの失われた期間が将来にどのような影響を及ぼすのか，どちらかというと悲観的な予測が多いのが現状である．

　なお，HPVワクチンは2017年時点で，世界中で延べ2億7,000万回以上接種され，重大な副反応の報告はみられていない[9]．

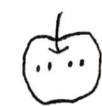

日本でも HPV ワクチン接種群と非接種群で29,846人のデータを解析したところ，患者会から提示された24症状のいずれも発生割合に有意差はみられなかった[10]．経血量の異常や月経不順などでの病院受診は有意に増加したが，これはワクチンを接種したという行為自体へのバイアスが影響したと考えられる．

HPV ワクチンに関してはさまざまな私見が飛び交っているが，HPV ワクチンが「特別に副反応が多くて危険！」という科学的なデータは今まで報告されていないのである．

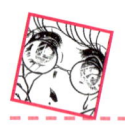

どの HPV ワクチンを接種するか？

HPV ワクチンには2価，4価，9価ワクチンがあり，ついに日本でも2023年4月から9価ワクチンも定期接種として接種できるようになった 表2．

いずれも日本の添付文書上では3回接種となっているが，諸外国では，15歳未満までに初回接種した場合は2回接種でも十分な抗体価が得られることから，これらの年代では0，6ヵ月の2回接種が推奨されている．ただし，免疫不全がある場合は15歳未満でも3回接種が推奨される[11]．2025年現在，15歳以上は3回接種のままとなっているが，今後の研究結果次第では接種回数が変わるかもしれない．

HPV ワクチンは基本的には11〜12歳から初回接種を開始するが，9歳からでも接種可能である．13〜26歳までキャッチアップ接種が推奨され，27〜45歳までは医師-患者間での shared decision making をもとに接種するかどうかを決定する．46歳以上では接種のメリットが証明されていないため推奨されない．

近年では，15〜20歳の女性に対する2価または9価の HPV ワクチンの単回接種

表2 HPV ワクチンの種類

		サーバリックス®	ガーダシル®	シルガード 9®
予防できる主な HPV の型		16，18 型	サーバリックス® ＋6，11 型	ガーダシル® ＋31，33，45，52，58 型
予防できるウイルス数		2 種類	4 種類	9 種類
接種量，経路		0.5 mL，筋注		
接種スケジュール		0，1，6 ヵ月	0，2，6 ヵ月	
主な副反応	局所	局所の疼痛，発赤，腫脹など		
	全身	倦怠感，頭痛，胃腸症状，筋肉痛，関節痛，蕁麻疹など		

JCOPY 498-02158

が，接種から18ヵ月時点でのHPV 16 or 18型の感染を97.5%予防したとの研究もあり[12]，医療資源の限られた国々における接種率向上に寄与できる可能性がある．単回接種でも，より長期にわたり予防効果が持続するかどうかについては今後のさらなる研究が待たれる．

HPVワクチンに限らず，ワクチンを接種するかどうか最終的な決定は個人の判断に委ねられるが，集団でみた場合でも個人でみた場合でも，HPVワクチン接種による医学的なメリットはデメリットをはるかに上回るといえる．海外では男児にも定期接種化されている国が増加傾向であり，日本もそれに追いついていくことを願うばかりである．

References

1) WHO. Launch of the global strategy to accelerate the elimination of cervical cancer. https://www.who.int/news-room/events/detail/2020/11/17/default-calendar/launch-of-the-global-strategy-to-accelerate-the-elimination-of-cervical-cancer

2) Cohen PA, Jhingran A, Oaknin A, et al. Cervical cancer. Lancet. 2019；393：169-82.

3) Holowaty P, Miller AB, Rohan T, et al. Natural history of dysplasia of the uterine cervix. J Natl Cancer Inst. 1999；91：252-8.

4) Guo F, Cofie LE, Berenson AB. Cervical cancer incidence in young U. S. females after human papillomavirus vaccine introduction. Am J Prev Med. 2018；55：197-204.

5) Matsumoto K, Yaegashi N, Iwata T, et al. Early impact of the Japanese immunization program implemented before the HPV vaccination crisis. Int J Cancer. 2017；141：1704-6.

6) Ozawa N, Ito K, Tase T, et al. Beneficial effects of human papillomavirus vaccine for prevention of cervical abnormalities in Miyagi, Japan. Tohoku J Exp Med. 2016；240：147-51.

7) Ikeda S, Ueda Y, Hara M, et al. Human papillomavirus vaccine to prevent cervical intraepithelial neoplasia in Japan：a nationwide case-control study. Cancer Sci. 2021；112：839-46.

8) Lin S, Gao K, Gu S, et al. Worldwide trends in cervical cancer incidence and mortality, with predictions for the next 15 years. Cancer. 2021；127：4030-9.

9) WHO. The Global Advisory Committee on Vaccine Safety. Safety of HPV Vaccines. https://www.who.int/groups/global-advisory-committee-on-vaccine-safety/topics/human-papillomavirus-vaccines/safety

10) Suzuki S, Hosono A. No association between HPV vaccine and reported post-vaccination symptoms in Japanese young women：results of the Nagoya study. Papillomavirus Res. 2018；5：96-103.

11) CDC. HPV vaccine schedules and dosing. https://www.cdc.gov/hpv/hcp/schedules-recommendations.html

12) Barnabas RV, Brown ER, Onono MA, et al. Efficacy of single-dose human papillomavirus vaccination among young African women. NEJM Evid. 2022；1：EVIDoa2100056.

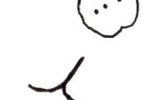

Episode 23

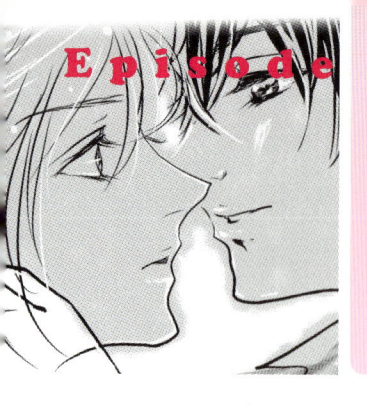

日本の性教育

　読者のなかには，性といえばセックス！ という方もおられるかもしれないが，いやいやなかなかこの領域はもっと深い話なのである．日本の性教育は世界的にみて何周も遅れているといわれており，であれば，おそらく本書の読者の多くも性教育の知識に関してはゼロどころか誤った知識の定着によるマイナス状態ではないかと予想される．今回の内容は，「マイナスから始める性感染症診療」という書名にまさにぴったりの内容ではないかと思う次第である．

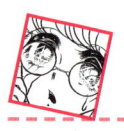

なぜ性教育が大切なのか

　性教育が大切だという声は，見識ある読者の皆さんなら一度は聞いたことがあると思うが，性教育とは言うなれば「自分と他人の命を守るための安全教育」であり，単にセックスに関する内容だけ学べばよいというものではない．多様性という言葉が世の中に浸透しはじめて久しいが，これは性的少数者や特定のコミュニティに属するマイノリティのための言葉ではなく，マジョリティもマイノリティも含んだすべての人，一人ひとりが尊重され，皆が世の中で安心・安全に暮らすために必要な知識や考え方を指す言葉である．その中心にあるのがまさに性に関する内容であり，そのことを学ぶのが性教育である．性教育という言葉からよく連想される避妊の方法や性感染症予防の方法などは，どちらかというと性教育の中心ではなく周辺に位置する項目の一つにすぎないのである．

JCOPY 498-02158

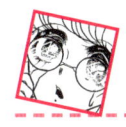

SRHR とは?

WHO の健康の定義は医師ならば誰しもが聞いたことがあるとは思うが,性の健康に関しても定義があるのをご存知だろうか?

Sexual and Reproductive Health and Rights, 略して SRHR と呼ばれ,「性に関して,身体的,感情的,精神的,社会的に幸福な状態であり,単に病気や機能不全,虚弱状態でないということではない」と定義されている[1].

2023 年に,国連ヒューマン・リプロダクション・プログラム Human Reproduction Program（HRP）,世界保健機関 World Health Organization（WHO）,国連開発計画 United Nations Development Programme（UNDP）,国際連合人口基金 United Nations Fund for Population Activities（UNFPA）,そして世界銀行によって発出された「性と生殖に関する健康と権利に関するセルフケア介入」についての共同声明[2]では,世界で 1 億 6,400 万人の生殖可能年齢（15〜49 歳）の女性が避妊のニーズが満たされておらず,世界で毎日 100 万人が性感染症に新たに感染しており,ヒトパピローマウイルス感染により毎年 53 万人が子宮頸癌に罹患,および 27 万人が死亡しており,毎年 65 万人が HIV 感染症関連で死亡しており,毎日 800 人の女性が妊娠・出産に関する予防可能な原因で死亡していると報告されている.さらに,生涯を通じて,世界中の女性の約 3 人に 1 人が親密なパートナーやパートナー以外の者による身体的・性的暴力を受けたことがあるとも報告されている **図1**.

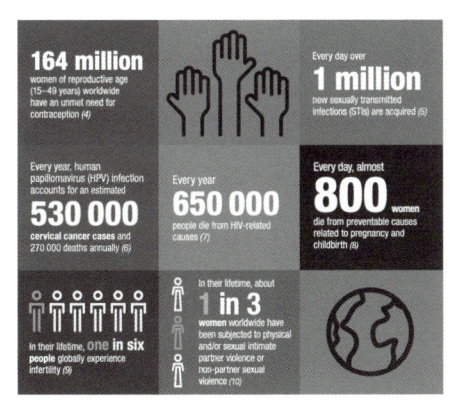

図1 「性と生殖に関する健康と権利に関するセルフケア介入」についての共同声明より

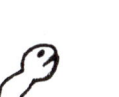

上記の性に関するネガティブなデータをみると，その被害者の多くは女性であり，ということは女性を中心とした対策が急務であるかのように感じてしまうかもしれないが，そうではない．妊娠に関するすべての事象と性感染症のほとんどは男性の関与なしには起こり得ないため，性教育は男女関係なくすべての人に必要なのである．

ただ，現実はどうだろうか……？

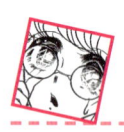

日本の性教育の負の歴史

日本では，1992 年から小学校での性教育が本格的に始まり，「性教育元年」と呼ばれた．とはいえ，現代に生きる大人たちの多くは，小・中学校時代に系統的な（まともな？）性教育の授業を受けた記憶はないのではなかろうか……．筆者の小学生時代（平成初期）の性教育の授業は，なぜか女子のみ教室に集められ，その間，男子は運動場で遊び回る（？）という謎の時間を過ごしていたことが思い出される．

残念ながらすでに絶版になってしまっているが，1990 年代の性教育教材の一つに，『思春期のためのラブ＆ボディ BOOK』という伝説級に先進的な冊子が存在したことをご存知だろうか **図2**．1990 年代の時点で，男性も性被害に遭うことや，具体的な性犯罪の内容，性的同意，バウンダリー（自分と他者の境界線），LGBT，ポルノリテラシーなどに触れられている点は驚愕である．いくつかのネット記事でその中身の講評が見られるので，興味がある方は一度覗いてみることをオススメする（右の二次元コードの記事参照）．

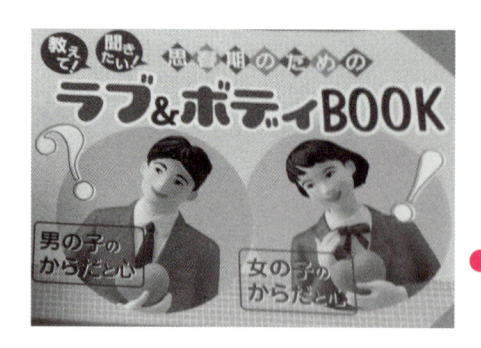

図2 伝説の性教育教材『思春期のためのラブ＆ボディ BOOK』(https://globe.asahi.com/article/14874662 より)

JCOPY 498-02158

さて，その後の日本は順調に性教育が進んでいくかと思いきや，2003年に七生養護学校事件と呼ばれる，謎の性教育バッシングが起き，その歩みを止めることになる．

七生養護学校（現在の東京都立七生特別支援学校）では，知的障害を持つ児童に対しての性教育において，通常の教材では理解が難しいことから，男性器と女性器の部位や名称を織り込んだ歌や人形を使った授業で，より児童たちが理解しやすい形で性教育を行っていた．その様子を知ったある都議会議員たちが，授業内容が不適切だと糾弾し，その流れで東京都教育委員会は，七生養護学校の教員たちへの降格や懲戒処分を命じた．その処分に対抗する形で，2005年1月には，東京都弁護士会から東京都教育委員会に対し，七生養護学校の性教育に対する処分に関する警告書が発せられた[3]．そしてその後，結局は都議会議員たちは，元教員および生徒の保護者らから，教育現場への不当介入による精神的苦痛を受けたとして損害賠償訴訟を起こされ，2013年の最高裁判決で賠償金を支払うことが確定した．ただし，この事件により日本の性教育の発展が20年は遅れたともいわれ，性教育暗黒時代が長らく続くきっかけとなったのであった．

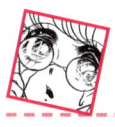

性教育はいつから始めるべきか……？

性教育はいつから始めるべきなのだろうか……？　やっぱり，セックスを始める直前？　小学校に入学したら？　物心がついたら……？

答えは生まれたときからである．たとえば，おむつを変えるときの声掛けはある意味，同意をとるという行動であるし，皮膚と皮膚の触れ合いは愛着を形成する際に重要な行為であることが知られている．もちろん，子どもの年齢や発達状況によって教育の内容は適宜変えていくもので，例をあげると，幼児に対する性教育ではセックスの話はせず，プライベートゾーンは他人に見せたり触らせたりしないこと，もし触れられて嫌な気持ちがしたら嫌だと声を上げてよいことなどを教育する．なお，プライベートゾーンとは「水着で隠れるところと口」と教えられることが多いが，プライベートゾーンにかかわらず，触られてイヤであれば「イヤ！」と声を上げてよいことは事前に教育しておくべきである．また，男性の場合に上半身は水着で隠れないため，上記の理論でいえばプライベートゾーンではないことになるが，男性も，プライベートゾーン以外でも触られてイヤなものはイヤと言ってよい．

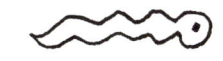

筆者も男性だが，好きでもない相手から胸をまさぐられたらよい気分はしない．た
とえそれが懸垂でパンプアップした直後の肥大した大胸筋だったとしても，だ（逆
に，鍛えた筋肉を自慢したいからといって，触ってほしいと他人に強要することも，
相手が嫌がっている時点でアウトである）．

　こういった性に関する事前の知識がないと，自分が受けたものが性暴力だと気づ
かないこともあり，だからといって心から忘れ去られるとも限らず，心にモヤモヤ
を抱えたまま，将来のトラウマとしてさまざまな生きづらさにつながっていくこと
が知られている[4]．

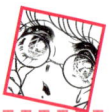

謎の制限，性教育の歯止め規定とは？

　歯止め規定とは，学習指導要領の「内容の取り扱い」において，当該内容を扱う
ことを前提にした上で，その扱い方を制限する規定のことをいう．たとえば，小学
校理科において「生物とその環境について学ぶが，食物連鎖については取り扱わな
いものとする」などである．

　学習者に興味を持って性教育を学んでもらうためには，性教育の全体像を何とな
く教えるのではなく，実際のシチュエーションに合わせたさまざまな状況ごとに具
体的に教育すべきであることは言うまでもない．ところが中学の学習指導要領では
「妊娠や出産が可能となるような成熟が始まるという観点から，受精・妊娠を取り
扱う」と記載があるものの，「妊娠の経過は取り扱わない」とする歯止め規定が存在
するため[5]，具体的な対策を教育できないままでいる．

　いろいろと日本の性教育の暗い部分にスポットライトを当てて説明してきたが，
とはいえ近年は大人たちの間でも性教育の充実に対する機運は高まってきており，
何より，正しい知識が子どもの身を守るとの認識が浸透してきているようである．
今後，日本の性教育はよりよいものに改変されていく可能性が高いが，そんな流れ
に私たち医療従事者が置いていかれないよう，ぜひこの機会に大人の性教育アップ
デートに目を向けてみてはいかがだろうか．次回の Episode では，世界の性教育と
日本の性教育との違いについて，学びを深めていきたい．

雌雄同体と単為生殖について

　人間が自分の子孫を残すためには女性が妊娠，出産する必要があり，妊娠するためには男性の精子と女性の卵子が受精する必要がある．つまり，男性と女性という2つの性が必ず交わらなければならないのだが，その他の生物ではそうでもないことがある．

　よく知られたところだと，ミミズやアメフラシ，カタツムリなどは雌雄同体であり，雄性器と雌性器が体の前後に並んで存在し，2個体がそれぞれの精子を雌性器に流し込み合うことで交尾を行う．驚くべきことに，なかには単為生殖といって，一人きりで受胎，出産をこなしてしまう生物も存在する．ゴキブリ，アブラムシ，ミジンコなどでみられるが，なんとサメでも単為生殖したとの記録が存在する．2007年にアメリカ水族館で飼育していたシュモクザメ（通称：ハンマーヘッドシャーク）の単為生殖がサメとして初めて報告され[6]，2020年には本邦のアクアワールド茨城県大洗水族館でもサメの単為生殖が確認されている[7]．我々人間からすると想像もできないような事象だが，哺乳類にも単為生殖の能力が本当に備わっていないのかどうかについてはいまだ解明されていない．

References

1) World Health Organization. Health topics, Sexual and Reproductive Health and Rights. https://www.who.int/health-topics/sexual-and-reproductive-health-and-rights#tab=tab_1
2) Self-care interventions for sexual and reproductive health and rights to advance universal health coverage：2023 joint statement by HRP, WHO, UNDP, UNFPA and the World Bank. https://www.who.int/publications/i/item/9789240081727
3) 東京都教育委員会の都立七生養護学校の性教育に対する処分に関する警告書要約版. https://www.toben.or.jp/message/jinken/post-179.html
4) 宮地直子. 暴力とトラウマ. 女性学. 2007；14：8-20.
5) 文部科学省. 学校における性に関する指導について. https://www.mhlw.go.jp/content/11121000/000838180.pdf.
6) Chapman DD, Shivji MS, Louis E, et al. Virgin birth in a hammerhead shark. Biol Lett. 2007；3：425-7.
7) 徳永幸太郎. アクアワールド茨城県大洗水族館で確認されたサメの単為生殖. 日水産会誌. 2020；86：342-3.

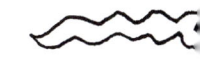

Episode 24

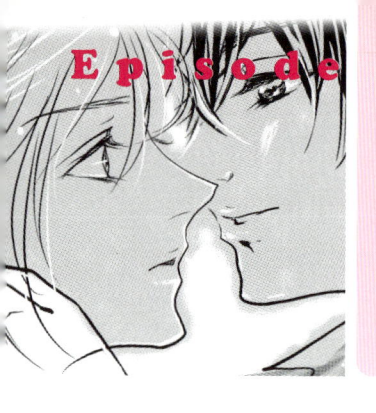

世界の性教育

　日本の性教育がイマイチであることは前回の Episode 23 でお伝えしたが，「じゃあ世界の性教育ってそんなに進んでいるんですか⁉」とお思いではないだろうか？

　もちろん，それぞれの国ごとに性教育の内容は微妙に異なるが，筆者の印象では，進んでいるところは凄まじく進んでおり，そうでもないところは日本と大差ない，といった感じである．世界の性教育については『こんなに違う！世界の性教育』（橋本紀子，監修）と『教科書にみる世界の性教育』（橋本紀子，他，編著）という 2 つのバイブル本があり，本稿はそちらを中心に解説していく．

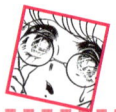

知っておきたい
包括的セクシュアリティ教育とは？[1]

　まず最初に，真面目な話である．現在，国際的に性教育の指標となるのが，国際連合教育科学文化機関（通称：ユネスコ）による国際セクシュアリティ教育ガイダンスで提唱されている包括的セクシュアリティ教育（Comprehensive Sexuality Education：CSE）である．CSE は，①科学的に正確であること，②徐々に進展すること（幼少期から始まる継続的なもの），③年齢・成長に即していること，④カリキュラムベースであること，⑤包括的であること（単にセックスに関することだけを教えるのではない），⑥人権的アプローチに基づいていること，⑦ジェンダー平等を基盤にしていること，⑧文化的関係と状況に適応させること，⑨変化をもたらすこと，⑩健康的な選択のためのライフスキルを発達させること，といった 10 個の側面からなる．CSE により，初交年齢の遅延，性交頻度の減少，性的パートナー数の減少，リスクの高い行為の減少，コンドームとその他の避妊具使用の増加につながることが確認されている[1]．

JCOPY 498-02158

世界にはさまざまな国があり，それぞれの地域で文化や環境が異なるため画一的な介入で同等の成果を上げられる確証はないが，少なくとも上記の包括的な性教育が悪影響を及ぼすとは考えにくいため，基本的な考え方として広く普及していくことが望ましいと考えられる．

それでは，以下，諸外国の性教育について概説していく．

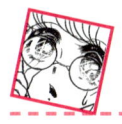 **中国の性教育**[2,3)]

まずはお近くの中国から．中国では 1970 年代に世界一の人口を抱えることになり，長らく一人っ子政策が実施されていたことは記憶に新しい方もいるかと思われる．一方で，この政策は言うなれば女性の出産に関する自己決定権の重大な侵害でもあった．その後の中国は，社会全体の高齢化やそれに伴う労働力人口減少への危機感などから，一人っ子ではなく二人っ子政策へと転換していったわけだが，背景には 1994 年のカイロ国際人口開発会議や 1995 年の北京世界女性会議などの国際社会における女性の人権保障の動きが関連したともいわれている．

これらの動きのあと，学校における性教育の推進が法的に保障されることになり，格段に性教育の質が向上していった．近年では，中学 1 年で生殖過程から分娩まで詳細な図とともに解説されており，科学的根拠に基づいた内容がしっかりと含まれている．性について科学的な内容が取り上げられている一方で，日本と同様「性交」には触れられておらず，性の多様性に対する配慮にも乏しく，性に近づくことを牽制するような道徳的な結論が最後に述べられていることは特徴的である．

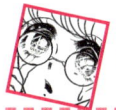 **韓国の性教育**[2,3)]

韓国はジェンダー・バイアスが根強いことで知られており，その背景には 1392 年から 1897 年まで続いた李朝時代を通して，朝鮮半島の人々のなかでは，儒教思想が根本的な思想となってきた歴史がある．儒教は，厳格な身分制度と家族制度を基本とし，礼節を重んじ，年長者を敬い，女性は男性に従うものと規定されており，女性に対してのみ貞節が求められている．そんな世界観のためか，性暴力件数やドメ

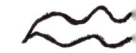

スティック・バイオレンスの件数も多く，逆説的に性暴力防止教育に特に力が入れられている．また，中学校の保健では性暴力だけでなく，性感染症や性の商品化の問題，性暴力被害を受けた際には証拠確保のため48時間以内に病院に行かなければならないことなども語られている．

　一方で，性的マイノリティ（LGBTQs）に対する風当たりは強く，2013年に作成された国家水準性教育標準案では「多様な性を学校で取り扱わない」と明記されており，高校の教科書でも多様な家族については触れられていない．

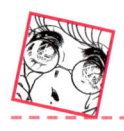 ## オランダの性教育[2,3]

　中国も韓国も，日本と同様に，性教育にはまだまだいろんな問題を抱えている感じ？ と思ったあなた，そう，私も同じ印象を持った．さて，ここでご紹介するのが，おそらく性教育に関しては世界のトップオブトップである（個人の印象です）オランダの性教育である．

　オランダは多様性に寛容な国として知られており，性に関しても非常に自由である．1963年にピルが解禁され，1984年に人工妊娠中絶の合法化（以前は法律で禁止されていた．なお，現在も禁止されている＝女性の権利が侵害されている国はまだ多く存在する），1993年に性的指向と性的同一性に基づく差別の禁止，2000年には異性婚と同等の権利を有する同性婚も認められた．同年，売春も完全に合法化されており，また，現在でも16歳以上でポルノにも出演可能である．

　そんな性に寛容なオランダの親たちの多くは10代の子どもたちの性行動を容認しており，さらには家庭，地域，ボランティアグループなどが連携して子どもたちに性に関するカウンセリングを行っているなど，いろいろと日本では考えられない環境がある．日本では，「そんなにみんなで寄ってたかって性のことを話したら，若者たちが危険な性行動に走るのでは？」と，いわゆる寝た子を起こすな問題にぶち当たるかもしれないが，そんなオランダの15〜19歳の少女1,000人あたりの人工妊娠中絶数は世界最少クラスであり，15歳以下の性交経験者は男女ともヨーロッパ先進諸国と比べて少ないことが報告されている．どうやら「寝た子を起こすな」ではなく「寝ているうちから性教育」のほうがよいアウトカムが得られるようである．オランダのティーン向けのカラフルな教材である『Lang Leve de Liefde（日本語

表1 ティーン向けのオランダの性教育の内容

6つのレッスン内容

① 「いったい何が起こっているの？」（思春期の身体的・情動的・社会的変化）
② 「何に対して責任があるの？」（関係とセクシュアリティ）
③ 「あなたの境界線はどこ？」（自分自身の願いと境界および他人のそれについてコミュニケーションすることの発見）
④ 「どうしたらセックスがすばらしいものになるの？」（快く望ましいセックスの条件）
⑤ 「安全なセックス」（妊娠と性感染症およびその予防）
⑥ 「安全なセックス」（避妊具とコンドームの利用）

訳：愛情バンザイ）』に記載されている6つのレッスン内容を見ても，表題だけで質の高い性教育が展開されていることが予想される **表1**.

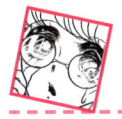

イギリスの性教育[2,3]

イギリスは正式にはイングランド，ウェールズ，スコットランド，北アイルランドの4つの非独立国が連合して成り立っているが，特に説明のない限り，本稿ではイングランドの場合についての内容である.

まず，イギリスではコンドームとピルは無料である．日本では，「病気の治療ではない」という理由で避妊は健康保険の対象外だが，イギリスでは望まない妊娠と性感染症を防ぐことは健康を守るという理由から，公費負担となっている．また，性的同意年齢は16歳以上と定められており，「同意とはなにか？」についても細かく規定されている.

一方で，意外にも性教育については国が定めた必修科目に入っておらず，これには，性教育については各家庭で保護者が行うべきという考えが根強いことがあげられる．なんなら，性についての問題は個人や宗教ごとの倫理観や価値観と深く関係しているため，学校教育のなかで必修科目として性教育を学ぶことは子どもたちに特定の価値観を押しつけることになるのではないかとの考えから，抵抗感を持つ人も少なくないようである.

しかも，16歳以上が性的同意年齢と厳格に定められている以上，16歳未満に避妊について教育するということは，「非合法の性行為を前提にしている」と解釈され，犯罪の手助けをしているとも解釈されてしまう懸念があるらしい……．個人的には

「いや，理屈ではそうかもしれんけど，なんだかなあ……まあ，それも一つの価値観といえばそうなんですかねぇ」と思わざるを得ない感じである．

しかし近年，sexting※などが 10 代の若者の間で社会問題化したこともあり，2019 年からは人間関係と性の教育をナショナル・カリキュラムに採用することになり，すべての中学校で人間関係と性の教育を年齢に応じて教えることになった．

イギリスの親たちは保守的な人が多く，その点では日本の状況とそう変わらない側面もあるようだが，性教育への行政の協力や支援団体が非常に充実しているという点は日本とは異なる点であろう．

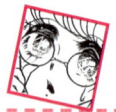 アメリカの性教育[2,3]

ご存知の通り，アメリカ合衆国はきわめて多様性に富んだ国であり，一つの国家として存在するものの，それぞれの州ごとの決定が国の決定より優先されることもあり，地域ごとに多様な性教育が行われている．細かい内容の違いはあるものの，大きく ①総合的性教育（性を生物学，心理学，社会学，政治学，哲学，倫理学などの分野から多角的に捉える），②禁欲教育（結婚まで，性交せずに禁欲生活を送ることがいかに重要かを教える教育），③禁欲＋総合的性教育の 3 つに分けられる．

今まで紹介してきた国々の方策や国際セクシュアリティ教育ガイダンスの内容に鑑みると，①の総合的性教育のほうが優れているように思えるが，キリスト教では基本的には婚前の禁欲を是としており，つまり，敬虔なキリスト教徒ほど禁欲教育がしっくりくるようである．2001〜2009 年のジョージ・W・ブッシュ大統領の時代には，連邦政府が「禁欲教育プログラムにのみ助成金を交付する」という介入をしたことで，多くの学校で禁欲教育プログラムを優先した教育が展開された．当時の公立中学高校教師へのアンケート調査によると，禁欲教育のカリキュラムを教えると答えた教師は 11 年間で 2% から 25% へと大幅に増加したそうである．

さて，禁欲教育への補助金により，多くの州で禁欲教育が提供された結果どうなったかというと，1998〜2016 年の間に連邦政府からの禁欲教育に対する補助金は

※ Sexting とは，sex と texting を組み合わせた造語で，メールや SNS で性的な写真，動画，文章をやりとりすること．本人が意図しないところで不特定多数に公開されてしまうリスクがある．

JCOPY 498-02158

15〜19歳の女性1,000人あたりの出生率にはなんら影響を与えなかったことが判明した[4]．それどころか，保守的な州においては，補助金の額とその若い年代での出生率の増加が関連していた可能性が示唆されており，これらの州への資金提供は，単に効果のない政策であるばかりか，むしろ逆効果である可能性が指摘されたのである（なんのこっちゃ……）．その後のオバマ政権ではエビデンスに基づく総合的性教育の推進へと舵を切ったが，トランプ政権では再び禁欲教育へ2億ドル以上の予算が計上され，エビデンスに基づく総合的性教育への予算は2億円以上削減されたのであった……[5]．そして，これからはどうなっていくのか……．

　自由の国アメリカは，性教育においてもきわめて振れ幅の大きい国なのである．

　世界の性教育といってもさまざまだなということがおわかりいただけたと思う．日本の性教育がいまいちな感じがあるのはもちろんそうだが，日本以外の先進国もすべてがうまくいっているというわけではなさそうであり，皆最適な介入を模索中である．そもそも先進国に限らず，開発途上国においても適切な性教育の提供は必要不可欠であることに異論の余地はなく，これは人類全体で取り組む課題の一つといえる．それぞれの国や地域ごとに価値観の違いはあれども，我々が住むこの世界が多様性を認める社会へと向かっている以上，性別や年齢，民族，宗教，職業などに関係なく，違いを尊重し合える姿が求められている．そのための手段として，現時点で有効と考えられるのが包括的な性教育であり，Episode 23，24では，そんな壮大で真面目なことを述べさせていただいた．

　これにて，長い長いマイナスから始める性感染症診療の旅もおしまいである．

📄 References

1) ユネスコ，監修．浅井春夫，艮 香織，田代美江子，翻訳．国際セクシュアリティ教育ガイダンス—科学的根拠に基づいたアプローチ．明石書店；2020.

2) 橋本紀子，監修．こんなに違う！世界の性教育．メディアファクトリー；2011.

3) 橋本紀子，池谷壽夫，田代美江子，編著．教科書にみる世界の性教育．かもがわ出版；2018.

4) Fox AM, Himmelstein G, Khalid H, et al. Funding for abstinence-only education and adolescent pregnancy prevention：does state ideology affect outcomes? Am J Public Health. 2019；109：497-504.

5) Strauss V. Trump administration cuts funding for teen pregnancy prevention programs. Here are the serious consequences. 2017. https://www.washingtonpost.com/news/answer-sheet/wp/2017/09/07/trump-administration-cuts-funding-for-teen-pregnancy-prevention-programs-here-are-the-serious-consequences

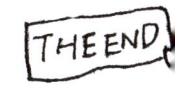

さくいん

著者略歴

谷崎隆太郎（たにざき りゅうたろう）

市立伊勢総合病院　内科・総合診療科副部長/総合診療教育研究センター長
三重県生まれ．2006 年埼玉医科大学医学部卒業．宮城厚生協会坂総合病院初期研修医，岐阜大学医学部附属病院救急災害医学講座後期研修医，国立国際医療研究センター総合感染症コースフェローを経て三重に帰還．
2015 年より三重大学名張地域医療学講座講師，名張市立病院総合診療科，2019 年より現職．
総合診療専門医，感染症指導医，内科指導医，アメリカ内科学会上級フェロー，
日本アンガーマネージメント協会認定ファシリテーター，同ハラスメント防止アドバイザー，
日本唐揚協会認定 2 級揚師

マイナスから始める性感染症診療　　ⓒ
<small>はじ　　　　　せいかんせんしょうしんりょう</small>

発　　行	2025 年 5 月 20 日　　　1 版 1 刷	

著　　者　谷崎隆太郎
<small>たに ざきりゅう た ろう</small>

発 行 者　株式会社　中外医学社

　　　　　代表取締役　青 木　　滋

　　　　　〒 162-0805　東京都新宿区矢来町 62
　　　　　電　　話　　03-3268-2701（代）
　　　　　振替口座　　00190-1-98814 番

カバー・本文イラスト/NORIMA　　　　　　〈MS・KN〉
本文イラスト/朝倉千夏　　　　　　　　　Printed in Japan
印刷・製本/三報社印刷（株）
ISBN 978-4-498-02158-7